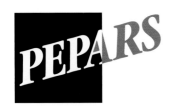

【ペパーズ】
編集企画にあたって…

JN115577

　眼瞼下垂は形成外科診療の中で，殆どの医師が遭遇する疾患です．近年はその疾患概念が世の中に広く知られ始め，多くの施設で様々な手術が施行されるようになっています．手術数が増えるに従い，機能的に瞼を上げることだけでなく，整容的にも患者さんに満足していただくことが求められるようになってきています．両者のバランスをとりながら，できる限り最高の結果を提供できるようになることが重要です．

　本号では村上先生に形成外科・眼科の両者の視点から診察時の注意を，野田先生に眼科的観点から気を付けるべき点を，野平先生，土井先生に美容外科観点からの眼瞼下垂のとらえ方を，前多先生に近年増えている皮膚を切らない眼瞼下垂手術を，林先生に眉毛下皮膚切除を，山下先生に非常に難しい二次修正手術のポイントを，金沢先生に機能的な側面からとらえた眼瞼下垂手術のポイントをそれぞれ御執筆いただきました．皆，眼瞼下垂をメインの専門とされる治療のエキスパートです．

　眼瞼下垂はそれぞれの医師・施設によって考え方，治療戦略，手術法が異なります．患者さんの状態も千差万別です．本号に記載されている考え方，治療方法が必ずしも当てはまるとは限りません．しかし本号を契機に，読者の多くが様々な考え方を身につけ，少しでも良い眼瞼下垂診療が広がることに繋がれば幸いと考えています．

2020 年 3 月

清水雄介

KEY WORDS INDEX

WRITERS FILE

ライターズファイル（五十音順）

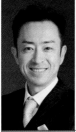

金沢雄一郎
（かなざわ　ゆういちろう）

1999年	新潟大学卒業
	千葉大学医学部附属病院形成外科，研修医
1999年	東京厚生年金病院麻酔科
2000年	君津中央病院外科
2001年	公立昭和病院形成外科
2002年	名古屋大学医学部附属病院形成外科
2003年	静岡済生会病院形成外科
2004年	千葉大学大学院医学薬学府博士課程入学先進医療科学専攻形態再建医学，医師（成田検疫所）
2007年	恵寿総合病院形成外科
2008年	千葉大学大学院医学薬学府博士課程修了
2009年	同大学医学部附属病院形成・美容外科
2010年	深谷赤十字病院形成外科
2015年	独立医師として，おおたけ眼科上尾医院他非常勤

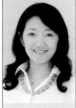

野田　実香
（のだ　みか）

1995年	慶應義塾大学卒業
	同大学眼科入局
1997年	けいゆう病院眼科
2001年	聖隷浜松病院眼形成眼窩外科
2003年	慶應義塾大学眼科，助手
2005年	休職
2008年	慶應義塾大学眼科，助教
2009年	北海道大学病院眼科，助教
2015年	慶應義塾大学眼科，講師

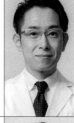

前多　一彦
（まえだ　かずひこ）

1992年	旭川医科大学卒業
	北海道大学形成外科入局
1999年	亀田メディカルセンター形成・美容外科，部長
2005年	北海道大学大学院修了
	神奈川クリニック札幌院，院長
2008年	聖心美容クリニック札幌院，院長

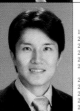

清水　雄介
（しみず　ゆうすけ）

1998年	慶應義塾大学卒業
2000年	栃木県立がんセンター頭頸科
2001年	平塚市民病院外科
2002年	立川病院外科
2003年	静岡赤十字病院耳鼻咽喉科
2004年	済生会宇都宮病院形成外科
	済生会中央病院形成外科
2005年	慶應義塾大学形成外科
2006年	国立成育医療センター形成外科
2007年	静岡赤十字病院形成外科
2010年	慶應義塾大学形成外科，助教
2012年	同，講師
2014年	同，准教授
2015年	琉球大学形成外科，教授
2018年	同大学形成外科学講座，教授

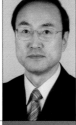

野平久仁彦
（のひら　くにひこ）

1978年	北海道大学卒業
	同大学医学部附属病院形成外科入局
1987年	米国アラバマ大学形成外科留学
1988年	日鋼記念病院形成外科，科長
1991年	蘇春堂形成外科，副院長
2003年	同，院長
2019年	同，理事長・院長

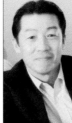

村上　正洋
（むらかみ　まさひろ）

1989年	日本医科大学卒業
	同大学皮膚科学教室形成外科入局
1991年	同大学付属第二病院形成外科・消化器病センター麻酔科研修
1993年	同大学形成外科，助手
1994年	Royal Adelaide Hospital（Australia）Cranio-Facial Unit 留学
1996年	日本医科大学付属病院高度救命救急センター，助手
1997年	おもと会大浜第一病院形成外科・皮膚科，医長
2001年	日本医科大学付属病院形成外科・美容外科，医局長
2003年	同大学形成外科，講師
2005年	同，助教授
2010年	同大学付属第二病院形成外科，部長
2016年	同大学武蔵小杉病院形成外科，教授
2017年	Royal Adelaide Hospital（Australia）Oculo-plastic Unit 留学
2017年	日本医科大学眼科，教授
2018年	同大学武蔵小杉病院附属 眼形成外科，講師

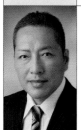

土井　秀明
（どい　ひであき）

1987年	大阪医科大学卒業
	関西医科大学形成外科，研修医
1990年	同大学形成外科，助手
1992年	三世会河内総合病院形成外科，医長
1994年	関西医科大学形成外科，助手
1999年	同大学移植センター，助手
2001年	同大学形成外科，講師
	同大学移植センター，講師
2002年	こまちクリニック，院長
	関西医科大学形成外科，非常勤講師
2018年	こまちクリニック，顧問

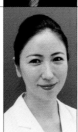

林　寛子
（はやし　ともこ）

1993年	滋賀医科大学卒業
1995年	大阪市立大学医学部附属病院形成外科
1997年	冨士森形成外科医院
2005年	烏丸姉小路クリニック開院，院長
2020年	Jóia Clinic に名称変更
●	日本形成外科学会認定専門医
●	日本美容外科学会（JSAPS）評議員
●	国際美容外科学会会員（ISAPS），active member

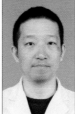

山下　建
（やました　けん）

1998年	弘前大学卒業
	同大学形成外科入局
2000年	同，助手
2004年	三沢市立三沢病院形成外科
2006〜08年	米国カリフォルニア大学サンフランシスコ校留学
2008年	近畿大学形成外科，助教
2009年	札幌医科大学形成外科，助教
2015年	同，講師

CONTENTS

眼瞼下垂手術
—整容と機能の両面アプローチ—

編集／琉球大学教授　清水　雄介

◆編集顧問／栗原邦弘　中島龍夫
　　　　　百束比古　光嶋　勲
◆編集主幹／上田晃一　大慈弥裕之　小川　令

【ぺパーズ】
PEPARS No.160/2020.4◆目次

「PEPARS®」とは Perspective Essential Plastic Aesthetic Reconstructive Surgery の頭文字より構成される造語．

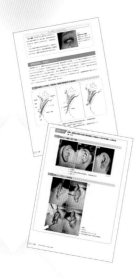
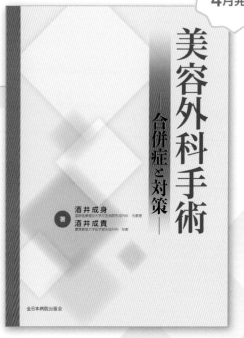

PEPARS No.160：1-11, 2020

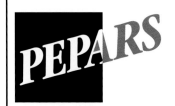

◆特集／眼瞼下垂手術─整容と機能の両面アプローチ─

筆者の行っている眼瞼下垂症手術のチェックポイント

村上　正洋*

Key Words：眼瞼下垂(blepharoptosis), 皮膚弛緩症(dermatochalasis), 視機能(visual function), 眼表面(ocular surface), 眼瞼形成手術(blepharoplasty)

Abstract 　　形成外科医単独で可能な眼瞼下垂症手術の評価は，瞼裂高もしくは瞼縁角膜反射間距離の変化と整容的改善による患者の満足度であろう．しかし，術後には視野の改善以外の視機能や眼表面に変化が生じることは珍しくない．そのため術前の状態を把握しておくことは必須であり，加えてその結果から術後に生じる変化もある程度は予測できるため，さらなる患者の満足度向上に繋がる．

　一方で，眼瞼下垂の原因が重症筋無力症や眼瞼痙攣であることも稀ではない．したがって無効な手術を避けるための正確な術前診断は極めて重要である．また，眼瞼下垂の原因が退行性か外因かなども，手術操作に影響を及ぼす．

　保険診療における眼瞼下垂症手術は視機能を上げ整容を下げないことに尽きるが，前者の評価は眼科に依頼するしかない．他方，後者は患者の満足度など主観によるところが大きいが，数値で示すことも重要である．筆者は眼瞼下垂を仕上げていくための独自のチャートを作成し，客観的な手術前後の比較のみならず術前のプランニングに利用している．

はじめに

　形成外科医は眼瞼を口唇や外鼻などと同様に顔面の1つのパーツと捉える傾向がある．形成外科医である筆者が独学で眼瞼下垂症手術を始めた頃は，瞼裂高の拡大と整容的改善を目指すことを目的としており，術前の視機能検査すらしていなかった．しかし，症例を重ねるにつれ，術後の視機能や眼表面に変化が生じることを知り，それに伴うトラブルも経験した．その原因は術前の状態把握が不十分であったことで，術後に生じる変化が予想できず，術前の説明が不足したことにあった．

　一方で，眼科医からの紹介がほとんどであった筆者は，眼科的な術前検査は紹介前に十分になされており，2次的に眼瞼下垂をきたす疾患も紹介以前に除外されているものと考えていたが，実際にはそうではないことが多々あることに気づいた．外眼部疾患診療の研修を受ける機会は医育機関でもいまだに少なく，手術が第一選択にならない症例が紹介されることもやむを得ない状況である．よって，手術を担当する医師の責任で各種検査や除外診断を行うべきである．

　本稿では，眼瞼形成手術を独学で始めてから約20年を経た筆者が，その中での反省を踏まえて現在行っているチェックポイントを記載する．エビデンスレベルが高くない臨床経験(エキスパートオピニオン)が数多く含まれていることを理解したうえで参考にしていただきたい．

* Masahiro MURAKAMI, 〒211-8533　川崎市中原区小杉町1-396　日本医科大学武蔵小杉病院 眼科 眼形成外科，講師

V.d. 0.2(1.0 x S-2.00 D◯ C -0.50 D Ax 90°)
V.s. 1.0(n.c.)

T.d.=16 mmHg
T.s.=17 mmHg

<CUT> Far: ortho
      Near: X(T)'

<EOM> Full diplopia(-)

<NPC> to nose

視能訓練士(ORT)による診察前検査
(詳細は成書参考)
視力(V)、眼圧(T)、眼位(遮閉-遮閉除去試験；
CUT)、眼球運動(EOM)、輻輳(輻輳近点；NPC)
などにつき記載(d:右、s:左)

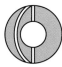

Deep   AC   Moderate
SPK+   COR   LWE+
3S   BUT   5S↑
        Other

医師による前眼部の細隙灯顕微鏡所見
AC:前房、COR:角膜、BUT:涙液層破壊時間
Other：涙液メニスカス高、瞬目(閉瞼)の状態、
睫毛乱生や結膜弛緩症の有無など、その他の問
題点を記載

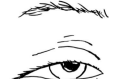

右：眼瞼下垂　左：皮膚弛緩症
医師による外観の描写

図 1. 初診時のカルテ記載例

術前チェックポイント

　眼瞼下垂症手術の術前に確認しなければならない
ポイントは，図2に示すごとく多岐にわたる．そ
れらには，執刀する誰もが一度は確認する上眼瞼
縁角膜反射間距離(MRD-1)などの計測項目，手術
操作に関連する項目(HCL, Gla)，術後の眼表面の
変化予測因子など患者のQOLに関連する項目
(COR，BUT，Diplopia)，手術の有効性に関する
項目(MG，BS)，患者の安全，ひいては術者自身
の身を守ることにも繋がる使用薬剤の禁忌事項
や，見落としが許されない隠れた疾患に関する項
目(AC，Mass)などがある(図1，2)．

計測ポイント

　治療方針の決定および手術結果を評価するに
は，各ポイントの計測が必要である．筆者は7点
を指標と決め，手術前後に測定している．この数

字を見れば，眼瞼とその周囲の状態を描くことが
でき，手術前後の比較だけでなく，手術方針の決
定にも役立つ(図3〜6)．なお，他に瞳孔径，対光
反射，下方視での瞼裂幅の左右差なども7点の測
定時に確認できるため，問題があればその他とし
て記載する．

除外診断

　2次的に眼瞼下垂を呈する疾患を術前に除外す
る必要がある．下記に代表的な疾患と筆者が行っ
ている診断のポイントを記載する．

1．重症筋無力症(MG)

　まずは決して珍しい疾患ではないことを認識し
たうえで，常に疑う姿勢が必要である．初発症状
は眼瞼下垂が最も多いため，手術目的で紹介にな
ることがある．MGを原因とする眼瞼下垂は，発症
日が比較的明確で，発症後，比較的短期間で受診
する傾向がみられ，また多くは夕方に不調を訴え

	R	L	
PA			Palpebral aperture：瞼裂高
PTS			Pretarsal show：開瞼時重瞼幅
MRD			Margin reflex distance：瞼縁角膜反射間距離 ※上眼瞼縁から角膜反射までの距離を示す MRD-1 を記す
LF			Levator function：挙筋機能
BH			Brow height：眉毛高
LL			Lid length：眼瞼長
CH			Crease height：重瞼線高
Bell			Bell phenomenon：ベル現象
N. B.	MG BS Mass Diplopia HCL Gla Other		Myasthenia Gravis：重症筋無力症 Blepharospasm：眼瞼痙攣（開瞼失行も含む） Mass lesion：腫瘤病変 Diplopia：複視 Hard contact lens：ハードコンタクトレンズ Glaucoma：緑内障 Other：その他

図 2. 筆者が眼瞼下垂もしくは皮膚弛緩症で使用するチャート（村上式チャート）
初診時に記入する．1 分程度で測定および記載は可能である．
注）筆者独自の定義であり，造語も含まれる．

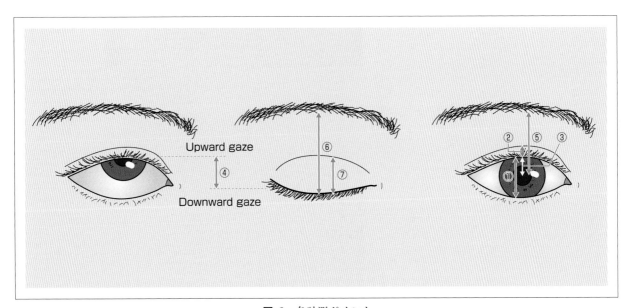

図 3. 各計測ポイント
① 瞼裂高：Palpebral aperture（PA）
② 開瞼時重瞼幅：Pretarsal show（PTS）
③ 上眼瞼縁角膜反射間距離：Margin reflex distance-1（MRD-1）
④ 挙筋機能：Levator function（LF）
⑤ 眉毛高：Brow height（BH）
⑥ 眼瞼長：Lid length（LL）
⑦ 閉瞼時重瞼幅：Crease height（CH）

	R	L
PA	5	6(8) *1
PTS	3	0↓ *2
MRD	1	0.5(2.5) *3
LF	13	11
BH	26	32
LL	32	38/35 *4
CH	8	(10)(13) *5
Bell	+	-

*1 6(8)：見かけ上の PA（下眼瞼縁から上眼瞼縁を越えて下垂した皮膚の下端まで）は 6 mm であるが，余剰皮膚をピンチすると実際の PA（下眼瞼縁から真の上眼瞼縁まで）は 8 mm である状態.

*2 0↓：二重瞼であるにもかかわらず，下垂した余剰皮膚が真の瞼縁を越えている状態．一重瞼の場合は-と記載する.

*3 0.5(2.5)：見かけ上の MRD-1（瞳孔中心から上眼瞼縁を越えて下垂した皮膚の下端まで）は 0.5 mm であるが，余剰皮膚をピンチすると実際の MRD-1（瞳孔中心から真の上眼瞼縁まで）は 2.5 mm である状態.

*4 皮膚弛緩症の場合は，瞳孔中心/外眼角部の 2 か所を測定する.

*5 (10)(13)：カッコは本来の重瞼線ではなく，加齢により生じた皺や HCL の長期装用で生じた緩んだ重瞼が 10 mm と 13 mm の高さにあることを意味する.

図 4. 村上式チャートの記載方法
R：眼瞼下垂症例，L：皮膚弛緩症もしくは眼瞼下垂と皮膚弛緩症の合併例

Pre OP	R	L
PA	10.5	11.5
PTS	5	2
MRD	2	4
LF	14	16
BH	26	21
LL	37	32
CH	11	7
Bell	+	+

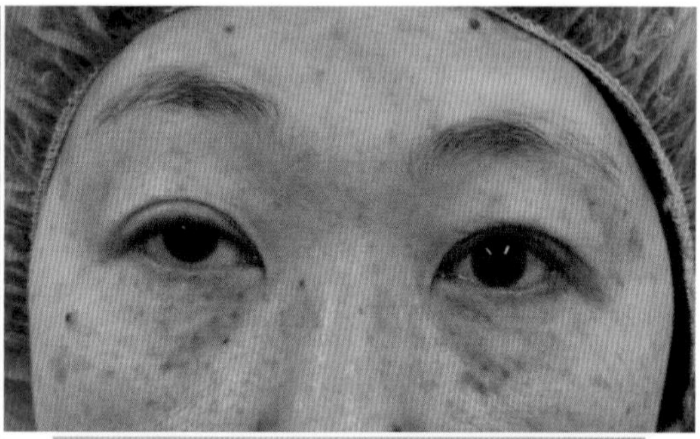

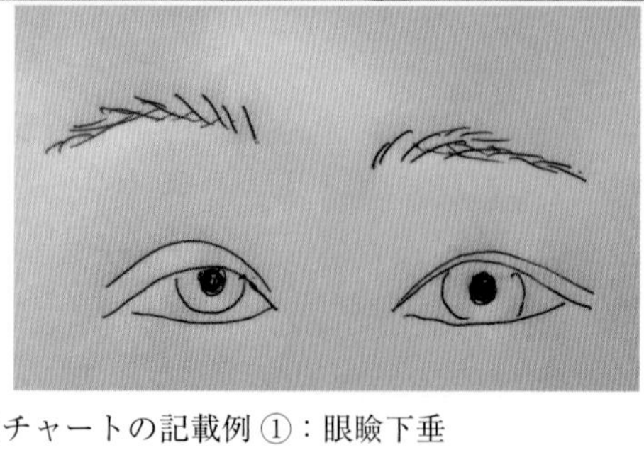

a	b
	c

図 5. 村上式チャートの記載例 ①：眼瞼下垂
左側に対しては 5 か月前にミュラー筋タッキングを施行している.
　a：測定結果．PA が 1 mm の差であるにもかかわらず，MRD は 2 mm の差であることから，右側は下三白眼（inferior scleral show）であることが予想される.
　　手術では，チャートより瞼縁から 7 mm で皮膚切開し，最大 5 mm 幅の皮膚切除になることがわかる．ミュラー筋のタッキング量は術中座位での瞼裂高および上下方視の左右差を参考に調整する.
　b：術前の臨床写真
　c：チャートから予測し手術記録に描いた眼瞼の状態．臨床像と類似している.

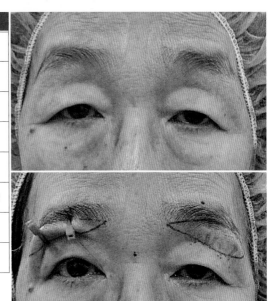

Pre OP	R	L
PA	6.5(8)	6(8)
PTS	0↓	0↓
MRD	0.5(2.5)	0(2)
LF	13	13
BH	23	22
LL	38/35	38/35
CH	7	7
Bell	+	+

$\frac{a\ |\ b}{c}$

図 6.
村上式チャートの記載例 ②:皮膚弛緩症
  a:測定結果
  b:術前の臨床像.チャートのMRD 0.5(2.5),0(2)から,余剰皮膚の切除(眉毛下皮膚切除術)で瞳孔領をほぼ完全に露出させられることがわかる.
  c:右側の術後状態のシミュレーション.瞳孔領が完全露出している.

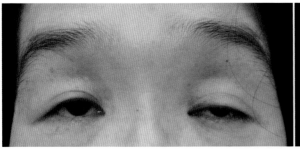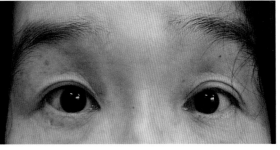

a | b

図 7.　重症筋無力症(MG)
a:初診の臨床像.左側優位の眼瞼下垂が見られる.
b:アイスパック試験後.MRD-1 の 2 mm 以上の改善が見られる.

る日内変動および日により状態が変化する日差変動を認める.特に日差変動は通常の眼瞼下垂では見られないため,慎重に現病歴を聴取すれば特有の情報が得られる.その結果,少しでも MG を疑った場合は,外来で簡便にできるアイスパック試験が有用である.2~5 分間の眼瞼の冷却後に MRD-1 の変化を見るが,時間通りに冷却しても冷やし方が不十分であると変化が乏しくなるため,何よりも十分な冷却が重要である.検査の原理は低温によるアセチルコリンの分泌亢進とコリンエステラーゼ活性の低下とされるため,MG でなくとも下垂状態が多少改善する傾向はあるが,MG では MRD-1 が 2 mm 以上増加するといった

明らかな改善が見られる(図 7).なお,判定に迷う場合は別日に再検査するとよい.

次いで抗アセチルコリン受容体(ACh-R)抗体,抗筋特異的受容体型チロシンキナーゼ(MuSK)抗体などの血液検査を行うが,我々が一般診療で遭遇する機会の多い眼筋型での陽性率は決して高くないため,筆者は結果に依らず強く MG を疑った場合は神経内科に紹介し,塩酸エドロホニウム(テンシロン)試験,筋電図検査などを依頼するとともに,場合によっては治療薬剤の試験投与を行うことで確定診断に努めている.

また,朝の不調を訴える場合は,同じ自己免疫疾患である甲状腺眼症の合併を考慮する必要がある.

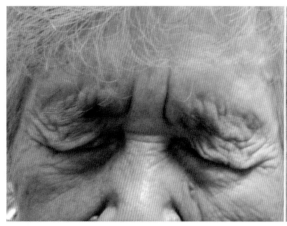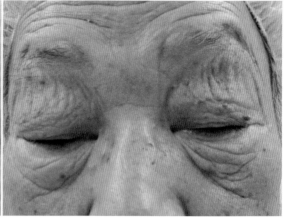

図 8. 眼瞼痙攣(BS)と開瞼失行   a│b

a：眼瞼痙攣．眼輪筋や皺眉筋の強い収縮およびシャルコー徴候(眉毛が眼窩上
　縁より下降する状態)が見られる．
b：開瞼失行．閉瞼状態から開瞼しようとしても眼瞼挙筋が駆動しないため，前
　頭筋が作用し眉毛が挙上する．

2．眼瞼痙攣(BS)・開瞼失行[1)]

　眼瞼痙攣は眼瞼周囲の筋(眼輪筋や雛眉筋など)の過剰な間欠的あるいは持続的な収縮により不随意的な閉瞼が生ずる疾患であり，開瞼失行は上眼瞼挙筋が随意的に駆動できないことによる開瞼不能状態を言う．症状は異なるが同じスペクトラムの疾患と考えられ合併例も多い(図8)．

　本疾患は，初診の正診率の低さから眼瞼下垂として紹介されてくることも少なくないが，ドライアイとの鑑別が何よりも重要であり，ドライアイの治療に抵抗する患者の57%，ドライアイ患者の8.6%が眼瞼痙攣であったとする報告もある．このことは，ドライアイの診断と治療が十分にできない形成外科医には，典型的な患者を除いて正確な診断を下せないことを意味しており，よって，眼瞼痙攣を疑ったならば眼科医の協力は必須になる．

　なお，診断の詳細は専門学会のガイドラインにあるため割愛するが，ドライアイでは見られない歩行困難や知覚トリックの有無，誘発試験(瞬目テスト)などは形成外科医のみで確認可能であり，診断の参考として重要である．

3．涙腺部腫瘍，偽腫瘍

　涙腺部の腫瘍もしくは腫脹により眼瞼下垂を呈することがある．よって，全ての眼瞼下垂例に対し触診することは重要である．特に涙腺部には慎重な触診が必要で，腫瘤を触れたならば画像検査を行う(図9)．代表的な疾患はリンパ増殖性腫瘍と上皮性腫瘍であるが，その他にも眼窩炎性偽腫瘍やIgG4関連疾患で眼瞼下垂様外観を呈することもあるため，詳細を省くが注意を要する．

術前に必要な眼科所見

　手術前後で屈折や眼表面の状態が変化することは珍しくない．よって，基本的な視力測定をはじめとする一般眼科診察は必須である．例を挙げると，眼瞼下垂症手術を白内障手術の前に行った患者において，右側眼瞼下垂症手術後の抜糸時に視力低下の自覚を訴えたため測定したところ，0.4(0.6x S-0.50D)であった術前の視力が，術後8日目には0.4(0.5px S+0.50D)と遠視傾向に変化していた．術後5週目には見づらさはほぼ解消したが，眼瞼に異物注入歴があるという特殊なケースであったとはいえ，術前の視機能を確認しておかないと比較すらできないため，眼瞼下垂症手術は視野以外の視機能にも変化を伴う可能性があることを認識しなければならない．以下に，筆者が視力や眼圧以外に必要な情報として術前に確認している項目を記載する．

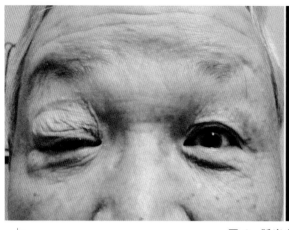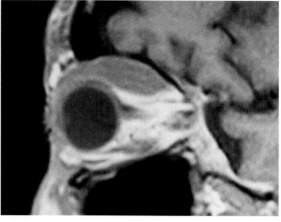

a | b

図 9. 腫瘤病変(Mass)

a：初診時の臨床像. 眼瞼下垂として紹介された.

b：触診で腫瘤が触れるため画像検査を行ったところ, 眼窩上方に腫瘍性病変が認められた. 生検でB細胞型悪性リンパ腫と診断され, 血液内科での加療となった.

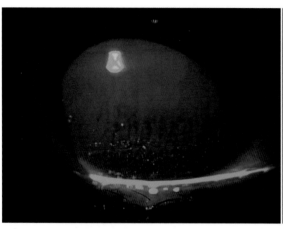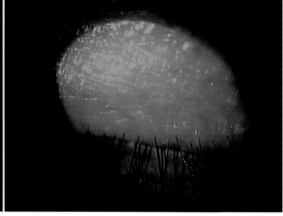

a | b

図 10. 某美容外科での眼瞼下垂症手術後に目の乾燥感が強くなったため紹介された患者

a：点状表層角膜症(SPK)と涙液層破壊時間(BUT)の短縮(3秒)が見られた. BUTの短縮は術前より認められたと推測する.

b：閉瞼不全を認める.

1. 眼表面(ocular surface；OS)

　眼瞼下垂の術後には瞼裂高の増加のみならず, 瞬目や眼瞼圧に変化が生じ, 術後のOSにも影響する. よって, 眼科診察により術前の状態を把握しておくことは必須であるとともに, 術後変化の確認も必ず行うべきである. その際, 筆者は眼科医と共通の用語で話すべきと考えている. 点状表層角膜症(superficial punctate keratopathy；SPK)をはじめとし, リッドワイパー角膜上皮症(lid-wiper epitheliopathy；LWE), 上輪部角結膜炎(superior limbic keratoconjunctivitis；SLK), 結膜弛緩症(conjunctivochalasis)などの基本用語は, 眼瞼形成手術を行う以上, 形成外科医でも理

解しておかなければならない(図10).

　術前のOS所見は, 問題があれば控え目にするなど, 適正なMRD-1設定の参考になるのみならず, 術後のトラブル回避にも必要不可欠であり, 医療者が目指す患者のQOL向上に極めて重要である.

2. 涙液層破壊時間(break up time；BUT)[2]

　細隙灯顕微鏡を用いてフルオレセインで染色した角膜を瞬目を制限した状態で観察し, 涙液層が破綻し角膜が露出し始めるまでの時間(秒)を計測する検査で, 正常では10秒以上であるところ, ドライアイでは5秒以下に短縮する. 2016年に改訂されたドライアイの診断基準では, これに眼不快

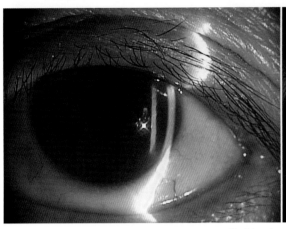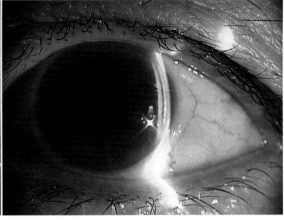

図 11. 前房（AC）の細隙灯顕微鏡所見　　　　a｜b

a：正常（AC：deep）
b：浅前房（AC：shallow）．2 本のスリット光の間隔が狭い．
（なかむら眼科・形成外科院長の中村　敏先生のご厚意による）

感，視機能異常などの自覚症症状を伴えばドライアイと診断するとされるが，一般的にドライアイ傾向になると言われる眼瞼下垂症手術においては，術前に自覚症状がなくとも BUT が短縮していれば，術後にドライアイを発症することがあるため，術前の説明と術後の眼科診察は必須である．ただし，術前に認められたドライアイが改善した症例も経験しており，筆者は瞬目の改善が関与していると推測する（図 10）．

3．前房（anterior chamber；AC），隅角

形成外科医が頻繁に使用するキシロカイン®注射液 1％エピレナミンやフェニレフリン点眼試験時に使用するネオシネジンコーワ 5％点眼液の禁忌事項には，狭隅角や前房が浅いなど眼圧上昇素因のある患者と記載されている（前者は眼科領域等の麻酔に用いる場合）．閉塞隅角緑内障患者の発作を誘発することがあるためで，発作が生じるリスクは高くはないとは言え，形成外科医では対応できないので，安易に行うべきではない．よって，術前の一般眼科検査時に情報を得ておくことが望ましい（図 11）．

4．眼球運動（外眼運動：external ocular movement；EOM），眼位（遮閉−遮閉除去試験：cover−uncover test；CUT）

術後に複視を呈すると，手術したために QOL が低下するという極めて重大な問題が生じる．

よって，視能訓練士（orthoptist；ORT）の協力を得たうえで，筆者は眼位および 9 方向の眼球運動で複視の有無を確認しているが，それであっても術後に複視を訴える患者をなくすことはできない．また，代償頭位に気づくことも大切である（図 12）．

5．Bell 現象（Bell phenomenon）

閉瞼した時に眼球が上転する現象のことを言う．患者に強い閉瞼を指示したうえで検者が瞼裂を無理に開くことで確認する．その有無は術中に閉瞼不全が生じた場合の終了判断の 1 つの根拠となる．つまり Bell 現象が十分にあれば，よほどの閉瞼不全でなければ角膜は露出せず経過を見ることができる．本現象の確認は形成外科外来でも容易にできるが，内眼手術歴のある患者には慎重に行う必要がある．

眼瞼下垂の術前にはこれらの情報が有益であるが，単に眼科に紹介しても眼科医も戸惑うため，眼科医と共有の認識で眼瞼下垂患者を診られるようになるまでは，欲しい情報を具体的に伝える努力をすべきである．その結果，眼科と形成外科との良きコラボレーションが確立されるはずである．また，時間が許せば，形成外科医も眼科外来で診察の実際を見学してほしい．

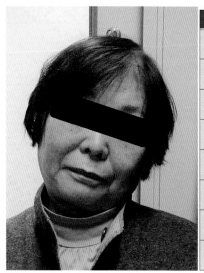

Pre OP	R	L
PA	6(7)	7
PTS	−1	3
MRD	1(2)	2
LF	12	14
BH	20	20
LL	32	33
CH	(2)	8
Bell	±	±

a｜b

a．初診時の臨床像　　　　　b．測定結果

図 12．複視(diplopia)

物を見る時に瞼を指で挙げたくなるとの患者の訴えにより眼瞼下垂として紹介された．当院初診時の測定結果からは中等度の眼瞼下垂と判断できる一方で，患者は下垂の程度の軽い左側が見づらいと訴えた．ORT による視力検査では明らかな左右差はなく，眼位，眼球運動検査でも異常を認めなかったが，疲れた時などに複視を自覚することがあるとのことで，物が見やすくなる頭位を指示したところ，左に傾ける代償頭位をとった．また，光干渉断層計(optical coherence tomography；OCT)を行ったところ，左側に加齢黄斑変性を認めた．

以上より，眼瞼下垂の手術適応を決定する前に，眼球運動，複視に関する更なる検査および後眼部の状態についての説明が必要な症例と判明した．

眼瞼下垂の分類

　眼瞼下垂の原因により，術式の選択や手技，術中・術後の注意点が変わるため重要である．先天性と後天性の鑑別には眼瞼挙筋機能を参考とするが，それだけでは判断できない．高度ではないため未治療のままで放置されてきた先天性眼瞼下垂の高齢者患者がいる一方で，挙筋機能が低下しているにもかかわらず後天性のこともある．この場合，神経原性疾患を念頭に置く必要があるが，多くは挙筋腱膜の高度の弛緩による見かけ上の挙筋機能低下であり，術後に挙筋機能が改善することもある．

　下記に，特徴的な外観をきたす代表的な後天性眼瞼下垂を記載する．

1．ハードコンタクト(hard contact lens；HCL)による眼瞼下垂

　筆者の経験では，装着期間が25年を過ぎたころから来院する患者が増える．眼窩脂肪が挙筋腱膜やミュラー筋の伸展とともに眼窩の奥に引き込まれることで生じる上眼瞼溝の深化と緩んだ高い位置の複数の重瞼線が特徴的である．ソフトコンタクトレンズ(soft contact lens；SCL)の装着者にも眼瞼下垂は生じるが，これはコンタクトレンズの装着歴がない患者にも眼瞼下垂が生じること，HCL から SCL に変更すると眼瞼下垂がしばしば改善することから，筆者は機械的刺激による眼瞼下垂ではないと理解している．つまり，SCL に比し厚い HCL が瞬目時に瞼結膜との間で大きな摩擦を発生させることが原因であり，術中に極めて薄くなった挙筋腱膜とミュラー筋が確認できることが裏付けとなる．なお，しばしば外眼角靱帯の弛緩を合併した症例を経験する．眼瞼下垂によりマスクされているため術前に診断することが難しく，術後に外眼角の挙上と瞼裂横径の短縮によりはじめて気づく．術前の慎重な診察とシミュレーションがなによりも重要である．

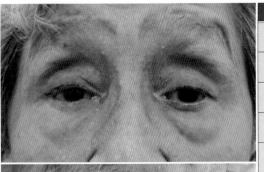
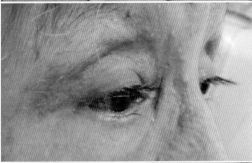
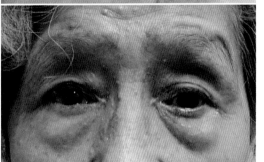

Pre OP	R	L	PO1M	R	L
PA	6	6	PA	8	8
PTS	6	7	PTS	4	5
MRD	1	1	MRD	3	3
LF	9	8	LF	12	14
BH	26	27	BH	20	21
LL	35	35	LL	32	32
CH	(8)	(8)	CH	7	7
Bell	—	—	Bell	—	—

```
a d e
b
c
```

図 13.

緑内障点眼薬（プロスタグランジン関連薬）による眼瞼下垂

a，b：術前の臨床像．PAP の特徴である眼瞼下垂，上眼瞼溝の深化，眼窩周囲脂肪萎縮，睫毛の異常（濃く太く長くなる），眼瞼色素沈着が見られる．

c：術後1か月の臨床像．炎症に伴う術中出血がやや多く，硬化した皮膚の影響で左側の重瞼は形成が不十分となった．

d，e：手術前後の測定結果．手術効果はチャートからもわかるように十分であるが，視野が広がったことで予期せぬ複視が生じた．術前に眼位，眼球運動が正常であることを確認しているが，緑内障患者では原疾患による視野狭窄に伴いこれらの症状をきたすことが稀にあるため，術前の十分な検査および説明が必要である．

2．緑内障点眼薬（プロスタグランジン関連薬）による眼瞼下垂

プロスタグランジン関連眼窩周囲炎（Prostaglandin associated periorbitopathy；PAP）と呼ばれる一連の症状の1つで，眼瞼下垂のほか，上眼瞼溝の深化，眼窩周囲脂肪萎縮，睫毛の異常（濃く太く長くなる），眼瞼色素沈着，三白眼などがみられる．これらの症状を示す症例では，弱い炎症の継続による血管の増加や皮膚の硬化などが術中操作に影響を及ぼす．また，術前の説明に緑内障による視野欠損が術前から認められる場合は上方視野の改善が乏しくなることがある点，術後に SPK が生じやすい点，稀に複視を生じることがある点などを加える必要である（図 13）．さらに，緑内障の点眼治療の影響で術前から SPK や角膜糜爛が認められる場合は，そのコントロールを行ってか

ら手術するなど慎重な姿勢も必要である．なお，HCL 性眼瞼下垂と同様に外眼角靭帯の弛緩が生じることもある一方で，発症までの期間は比較的短い．

おわりに

眼瞼下垂診療の第一義的目的は視機能の改善であるため，手術前後の眼科診察は必須である．視機能を評価しないことは，我々形成外科医が皮膚腫瘍を手術したにもかかわらず病理結果を確認しないことと同様の行為と言える．そこには常に病理医の協力があるように，眼瞼形成手術には眼科医の協力が必要である．さらに，鑑別すべき疾患の中には神経内科などの協力が必要なものもあり，眼瞼下垂診療を形成外科のみで完結させることの難しさを理解しなければならない．

一方で，患者の QOL を向上させるには形成外科医が得意とする整容的改善も極めて重要であることは事実であり強調したいが，視機能第一の眼瞼形成手術では，視機能に関わる予期せぬ有害事象の回避はそれにも増して重要である．各診療科の境界である眼形成外科領域であるからこそ，関連各科とのコラボレーション体制を確立したうえで，是非とも慎重に診療を進めていただきたい．

謝　辞

　稿を終えるにあたり，執筆にご指導ご協力いただきました，なかむら眼科・形成外科院長　中村　敏先生に深謝いたします．

参考文献

1) 三村　治ほか：眼瞼けいれん診療ガイドライン．日眼会誌. **115**：617-628, 2011.
　Summary　日本神経眼科学会が作成したガイドラインであるが，形成外科医にとっても必読である．
2) 島﨑　潤ほか：ドライアイ診療ガイドライン．日眼会誌. **123**：489-592, 2019.

PEPARS　No.160：12-20，2020

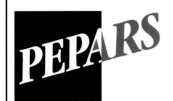

◆特集／眼瞼下垂手術─整容と機能の両面アプローチ─

眼科的見地からとらえた眼瞼下垂手術

野田　実香*

Key Words：眼科的診察（ophthalmological examination），トラブル対応（trouble shooting），眼表面（ocular surface），フルオレセイン（fluorescein）

Abstract　　　眼科医が眼瞼下垂と判断する際に行う鑑別診断がある．一見眼瞼下垂に見えても，細かな症状から様々な病因が考えられ，一概に眼瞼下垂と判断できない眼科的な問題を含んでいる可能性があるからである．例えば昨今多く目にするドライアイは，眼瞼下垂と同様の症状を主訴とするため，眼瞼下垂治療を行ったとしても，術後に起こる不快感の憎悪と根本治療ができていないための術後トラブルとなりかねない．またヘリングの法則によって起こる過開大は，挙上量の見積もりを見誤る恐れがあり，眼科的な術前観察が重要視される．

　このように整容面の観点だけで眼瞼下垂を治療すると，術後に何らかの違和感が発生するケースもあるのである．

　ここでは眼瞼下垂の眼科的考え方，観察方法を紹介し，トラブル回避の鑑別診断，さらには起きてしまったトラブルへの対応法をまとめさせていただいた．眼瞼下垂の治療前に，眼科的トラブルをご理解いただき，整容面はもとより機能面の治療にもあたって頂ければと考える．

　眼瞼下垂の術後に，瞼縁の挙上は申し分なく瞳孔が露出しているにもかかわらず，見えづらさを訴えることがある．それは乱視や斜視など，眼瞼下垂で隠蔽されていた高度な視機能に関連する問題が顕性化したためであることが多い．眼科的評価がその問題を解決する鍵となることがある．眼瞼下垂手術は形状の回復のみならず視機能改善を目的とする手術であるので，治療には眼科的知識を持って臨みたい．

眼球と周辺の機能

1．角膜

●角膜中央部

正常の角膜径は 12 mm である．角膜移植の移植片の径は 6～8 mm 径であり，さらに縫合部を除いた部分が光学的に有効な範囲である．写真の症例では中心の透明な部分は 6 mm 径であり縫い目の周辺には歪みがあるが，なお良好な矯正視力が得られていることから，角膜のうち視力に関与するのは中心 4～5 mm 程度であると類推される．よって眼瞼下垂手術では，瞳孔中心反射から 2～3 mm の高さまで挙上されれば視力の回復には有用と考えられる（図 1～3）．

　ただし視野に関してはその限りではない．上眼瞼縁が瞳孔中心反射から 4 mm 以下になると狭くなり，2 mm まで低下すると上方視野の 24～30% 狭くなる．

　ともあれ挙上の高さについては自覚が大切である．本人の満足する高さが，よい高さであろう．瞳孔領が開放されていることを最低限にし，さらに上方視野の確保，年齢に応じた整容面も含めて検討したい．

＊　Mika NODA，〒160-8582　東京都新宿区信濃町 35　慶應義塾大学医学部眼科

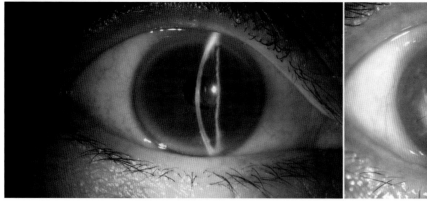

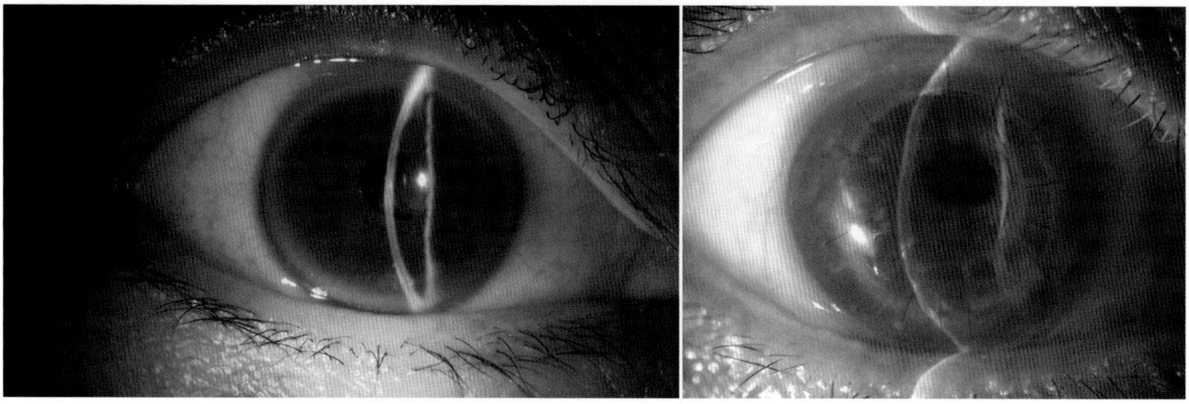

図1. 角膜の細隙灯顕微鏡所見

a：正常の細隙灯顕微鏡所見．縦方向の青白い弧状に見えるのが角膜である．ゆがみがなく透明である．すぐ右の黄土色の縦の線は虹彩に当たった光である．

b：角膜移植後の細隙灯顕微鏡所見．角膜混濁をきたした症例に，8 mm 径の角膜片を移植した症例．縦方向の青白い弧は角膜移植をした部分では少し平坦になり歪んでいる．移植の周辺部では角膜は白濁している．10-0 ナイロンで角膜片が縫合されている．縫い目の内側の径は 6 mm 程度である．

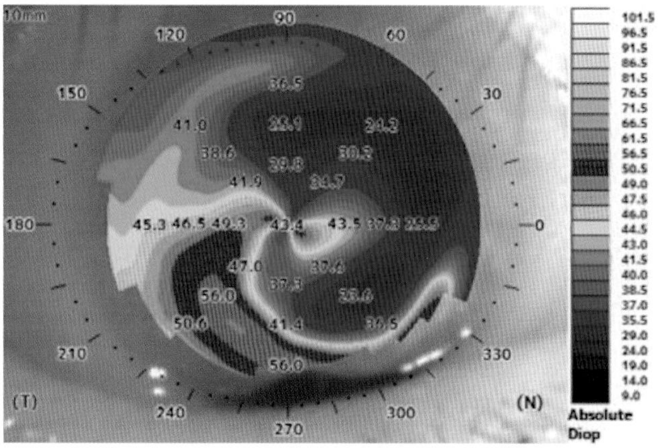

図2.
角膜形状トポグラフィー
角膜の歪みを測定する検査．歪みがあると色の差が激しい．

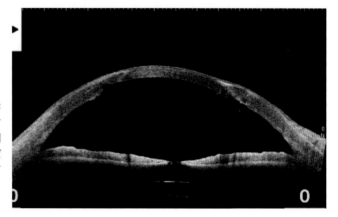

図3.
角膜断層撮影
移植部で継ぎ目があるのがわかる．このような歪みがあっても透明性が保たれており，ハードコンタクトレンズで歪みを正すと(1.0)の矯正視力が得られる．この症例から，角膜中心の透明性は5〜6 mm あれば良好な視力が得られると考えられ，眼瞼下垂手術ではこの透明な部分を露出させる．

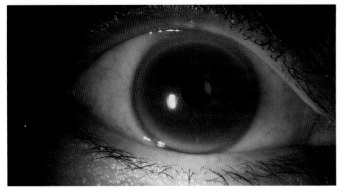

図 4.
老人環
角膜周辺部から白濁する．機能障害は
ない．

• **角膜周辺部**

年齢とともに角膜周辺部には脂質類が沈着し白濁する．これは老人環と呼ばれる．混濁が中心にまで及ぶことはなく，視機能に影響はない．眼瞼下垂の治療にて老人環が多く露出すると老人感が出るため，高齢者の手術では挙上の程度は控えめにする必要がある(図4)．

• **角膜形状**

眼瞼下垂術後は，角膜形状解析装置にて中心の角膜乱視が軽快する．

眼瞼下垂と白内障の手術でどちらを先にするか迷われる場合は，眼瞼下垂手術を先に施行すると角膜乱視が軽減されるため，その後適切な白内障手術が可能となる．

• **瞳　孔**

瞳孔径は小児で小さく，青年期に大きく，壮年期以降には再び小さくなる．眼瞼下垂手術では，瞳孔を十分に露出させることが目標となる．よって高齢者では20代と同様に高く挙上する必要はない．逆に20代では下垂の程度が軽くても大きな瞳孔にかかるため症状が早く出やすい．

2．涙　液

• **涙　液**

涙液はムチン層，水層，油層の3層から成る．例えばエビフライは小麦粉，卵液，パン粉のいずれが欠けてもうまくいかないように，涙液の3層はバランスのよい組成でないと角膜が露出してしまう．角膜は皮膚の200倍の知覚があるため，涙液の保護なしでは快適な開瞼を維持することができず，頻回の瞬目や開けづらさを自覚する原因となる．

3．メニスカス

瞼縁と角膜表面の間に表面張力によって存在する液だまりである．閉瞼にて上眼瞼縁がこのメニスカスの液体を捉え，開瞼にてそれを眼表面に拡散させることで角膜を潤している．よって，メニスカスが形成されるような角膜と眼瞼の位置関係，涙液の存在，閉瞼にて上眼瞼縁がメニスカスに接触すること，が正常な眼瞼には必要となる(図5，6)．

4．涙道ポンプ機能

涙道は涙点，涙小管，涙嚢から鼻涙管で構成されている．瞬目により内眼角側で眼輪筋の収縮によりポンプ作用が働いて陰圧が発生し，涙点に接した涙液が涙道内に排泄される．眼瞼下垂手術により瞬目の幅が大きくなり，ポンプ作用が改善することがある．

機能計測

1．挙筋機能計測

上方視と下方視での眼瞼の位置の差を計測する．おおよその眼瞼挙筋群の機能を計測できる(図7)．

2．実用視力，コントラスト視力

視機能を評価するのは視力検査だけではない．実用視力は60秒間の自然瞬目状態における視力の変化を測定する方法で，瞬目による涙液や眼瞼の影響が加味される．コントラスト視力は物体と背景の明るさの差を小さくした条件での物の見え方を評価する方法である．どちらにおいても，眼瞼下垂手術前後では有意に改善が認められる．

3．視野計測

ゴールドマン視野計(手動の視野計)や，ハンフ

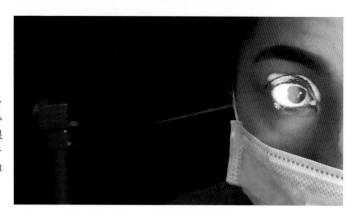

図 5.
生体染色検査
フルオレセイン染色を投与して青色の光を
当てる検査．眼科では細隙灯顕微鏡を用い
る．手持ちのブルーライトで照らして肉眼
やスマホで観察することもできる．ブルー
ライトと顕微鏡の役割を持つものが Smart
eye camera として製品化されている．

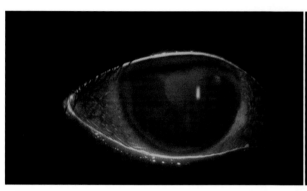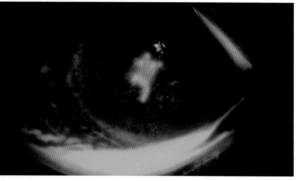

a│b

図 6. メニスカス
a：低いメニスカスの所見．涙液が染色される．
b：高いメニスカスの所見．涙液と障害された角膜中央部が染色される．

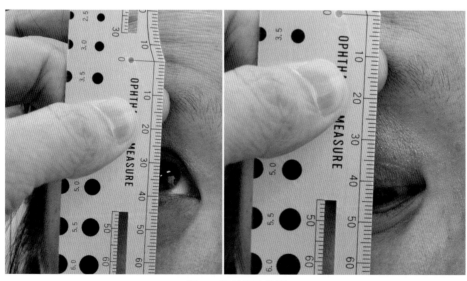

図 7. 挙筋機能計測
瞳孔の中心に定規のメモリをあてがい，下方視と上方視時の瞼縁の差を
測定する．画像では 29 mm と 42 mm の差で 13 mm を示している．

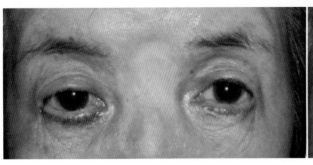
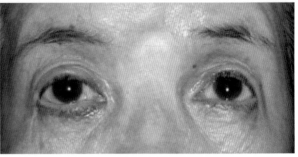

a．左固視　　　　　　　　　　　　　b．右固視

図 8．固視を指示した斜視検査
右眼瞼下垂に見えるが，上下斜視である．左眼で固視すると，右眼の下垂の
ように見えるがそうではなく下方視しているだけである．

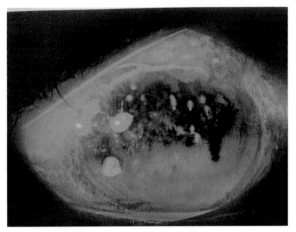

図 9．ドライアイによる角膜上皮露出と糸状角膜炎
疾患により角膜上皮が障害され，さらに摩擦にて糸
が形成されている．常時痛みを訴える．

リー視野計（自動の視野計）による視野計測は有用
である．眼瞼下垂手術の前後で視野は有意に拡大
する．

4．斜視検査

斜視の検査は片眼ずつを交互に遮蔽して眼位を
観察することによって検出する．

高齢者ではしばしば上下斜視が見られる（図8）．
斜視角が小さいため複視を訴えるに至らず，見え
にくい，焦点が合わないといった不安定な症状を
訴えるため，不定愁訴と捉えてしまいがちである．
術前には上下方向視時の写真を撮っておくとよい．

鑑別診断

1．ドライアイ

涙液の量の不足，角膜表面のムチン層，表面を
覆う油層の異常によって角膜上皮が露出している
状態である．上皮が露出すると異物感や不快感を
呈する．開瞼が困難になり眼瞼下垂と同様の症状
を呈することがありドライアイを見逃しがちであ
る．鑑別にはフルオレセイン染色による眼表面の
観察が必須である．フローレス眼検査用試験紙
（0.7 mg 25 枚入り）に生理食塩水を滴下し，よく
振って余剰の水分を除去した後，下眼瞼縁に試験
紙を軽く接触させて投与する．フルオレセインと
いう黄色い色素は 490 nm 付近の青色光によって
励起され，520 nm 付近の緑色蛍光を発する蛍光色
素である．上皮の欠損部や上皮の細胞間の接着が
弱いところに浸透する．ソフトコンタクトレンズ
は，本剤により着色するので，検査する前に外す．
ハードコンタクトレンズは着色しないが，角膜上
皮を観察する際は外す必要がある（図9）．

眼瞼下垂術後には一時的にドライアイが増悪す
る．そのため，術前のドライアイの評価をしてお
かないと，術後のトラブルに発展することがある．

2．眼瞼けいれん

眼瞼けいれん診療ガイドラインの抜粋を下記に
示す．単純な眼瞼下垂と共通する点も多いが鑑別
を要する．診断のために重りクリップなどで負荷
を与える試験は必要ない．

＜主な症状＞

① 開瞼困難（閉瞼）

重症例では持続開瞼困難で両眼瞼を強く閉じ
ていることが多い．また開瞼の持続は可能であ
るが開瞼という行為自体ができない開瞼（開
眼）失行症を合併している．このような患者の

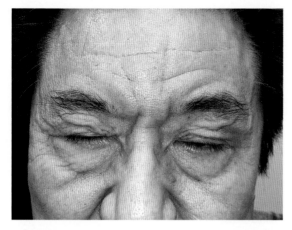

図 10.
顔面けいれん
自力で開瞼できず，事実上の失明状態となっている．眉毛のけいれんを伴い，眉間や鼻根部に深いシワができる．

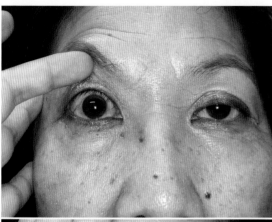
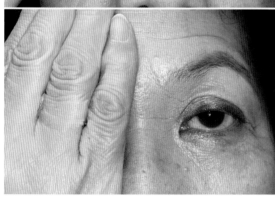
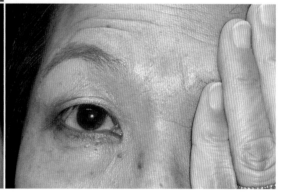

a	
b	c

図 11.
ヘリングの法則にて右過開大となっている症例
　a：右眼の皮膚だけを挙上させると過開大である．
　b：右眼を遮蔽すると左の下垂に変化はない．
　c：左眼を遮蔽すると右眼の過開大は改善する．
左下垂が原因で，あたかも右がバセドウ氏病などによる過開大に見える．カバーテストにて左を隠すと正常化する．比較的若年に多い．

中には開瞼しようとしても自力ではできず，手指を利用して開瞼する例もある（図 10）．
② 瞬目増多
　患者は初期から瞬目回数が増加することが多い．
③ 顔面皺の多発
　鼻根部および眉毛のけいれんを伴うことが多く，鼻根筋や眉毛皺縮筋の強い収縮により鼻根部に横，眉間に縦の深い皺襞が形成される．
④ 眉毛の下降

⑤ 他の顔面筋の不随意の攣縮
　3．ヘリングの法則
　片眼が眼瞼下垂になるともう片方が過剰に開大される現象を言う．片眼の過開大の原因がもう片眼の眼瞼下垂であったり，片眼の眼瞼下垂を治療した途端にもう片方が脱力して下垂を呈したりする．左右差がある症例ではカバーテストにて下垂した側の挙上を行い，ヘリングの法則の影響を否定しておくことが必要である（図 11）．

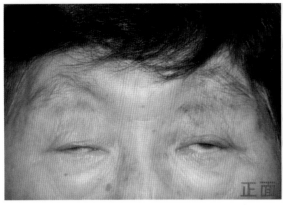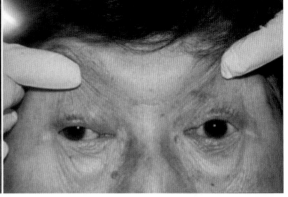

図 12. 慢性進行性外眼筋麻痺（CPEO）　　　　　　　　　a｜b
　a：高度な眼瞼下垂と全方向への眼球運動制限を呈している.
　b：眼瞼を挙上させたところ. 全方向に眼球運動制限を認める.

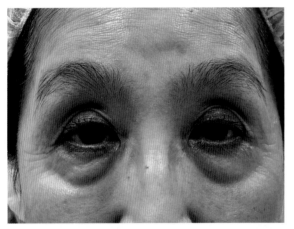

図 13. 緑内障点眼薬プロスタグランジン関連薬の副
作用による上眼瞼溝深化（DUES）
元々奥二重であったが, 緑内障点眼の使用に伴い上
眼瞼溝が深くなり, 皮膚に色素沈着が生じている.

4．挙筋機能低下

A．重症筋無力症

日内変動がある, 複視を伴うなど重症筋無力症
を疑ったら, 血中の「抗アセチルコリン受容抗体」
を測定する. 眼筋型の約6割が陽性となる. 内科
的治療が優先であるが, 治療が終了しても下垂が
残ることがある.

B．慢性進行性外眼筋麻痺（CPEO）

眼瞼挙筋を含めた外眼筋が筋力低下を起こし,
ほぼ全方向への眼球運動制限と眼瞼下垂をきた
す. 眼位に異常があっても通常は複視を訴えな
い. ベル現象もなくなるため挙筋短縮術を行うと
閉瞼不全になりやすい（図12）.

5．緑内障点眼による影響

緑内障点眼の第一選択薬はプロスタグランジン
（prostaglandin；PG）関連薬であるが, 副作用に上
眼瞼溝深化（deepening of upper eyelid sulcus；
DUES）, 睫毛伸長などが挙げられる. 上眼瞼溝深
化だけでなく, 眼瞼下垂, 皮膚弛緩の巻き込み,
眼窩脂肪の萎縮, 皮膚の色素沈着, 下眼瞼の平坦
化, 下方強膜の可視, 狭い眼窩などが報告され,
PAP（prostaglandin associated periorbitopathy）
と言われている（図13）.

トラブル対応

1．角膜上皮障害（SPK）

角膜に細かい傷がつくため, 異物感を感じ, 視
力が低下することもある. 眼の痛み, 流涙, 充血,
かすみ目, 灼熱感などを訴える.

通常は角膜上皮細胞が脱落した部分に細かく窪
みができる. フルオレセイン染色を行うと細かい
点として観察できる. SPK は治癒が早く, 人工涙
液, ヒアルロン酸ナトリウム点眼などの点眼治療
により, 軽い傷なら一晩で, 通常の傷は数日で治
ることが多い（図14）.

2．角膜びらん

角膜上皮欠損が広範囲であると, 上記症状を強
く訴える. フルオレセインで染色すると広範囲に
強い染色が見られる. 程度にもよるが治癒には1
週間程度を要する. その間痛みが続くため, 治療
用ソフトコンタクトレンズを装用させて疼痛を緩

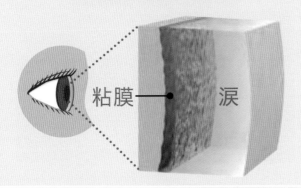

正常な涙と粘膜

粘膜　涙

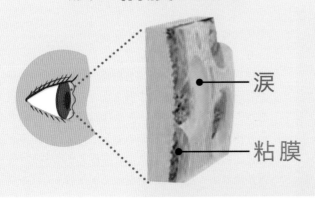

涙と粘膜の異常

涙

粘膜

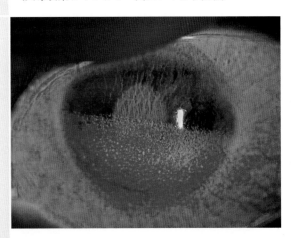

図 14.
角膜上皮障害
　a：正常な涙液層
　b：減少した涙液層と露出した角膜
　c：上方は涙液の減少を認め下方に角膜上
　　　皮障害を認める.
（大塚製薬ライブラリ　凸凹アイより転載）

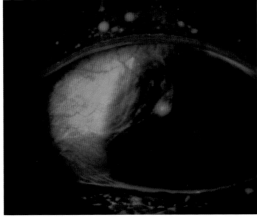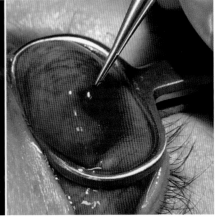

図 15.
埋没法後の異物感
　a：結膜から出た縫
　　　合糸による擦過
　　　痕
　b：挟瞼器を用いた
　　　観察にてほとんど
　　　の場合結膜側から
　　　糸を摘出できる.

和することもある.

3．角膜側に糸が出た場合の対応法

　重瞼術埋没法にはナイロン糸が用いられること
が多い．ナイロンは加水分解されて数年で半分の
強度になるため，7-0 ナイロンでは 10 年程度で切
れてしまうことが多い．患者は突然始まる異物感
を訴え，フルオレセインで染色すると上眼瞼が当
たる位置に擦過の痕が認められる．その場で翻転
しても糸は引っ込むばかりであるが，局所麻酔を
して挟瞼器をかけると非常に見やすくなり，ほと
んどの場合，結膜側から糸を見つけて単純に除去
することができる（図 15）.

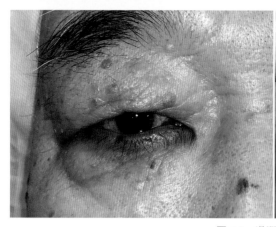 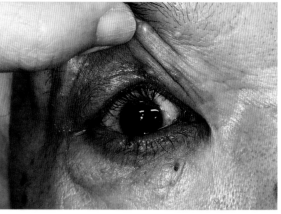

図 16. 過開大の見分け方　　　　　　　　　　　　　　　a|b
a：一見，眼瞼下垂に見える過開大
b：上眼瞼を挙上すると，睫毛が引き込まれているのがわかる.

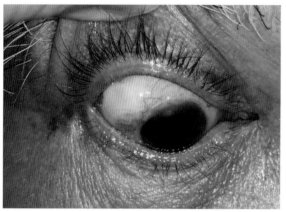

図 17. 上耳側のブレブ
盛り上がっている結膜の下には眼球から漏れ出してきた房水が入っている. ブレブは眼球内と通じているので扱いは慎重に行う.

4. 術後の眼帯は弱視を作る

視力の発達の感受性期に適切な視覚刺激を得ることができないと，視力の発達が止まったり遅れたりする弱視の状態となる. 弱視は生まれた時から 3 歳くらいまでの間に視覚刺激を遮断すると起こる. 1〜2 日間完全に遮断した程度でも弱視は生じる. よって小児の眼の術後の眼帯は極力瞳孔領を開放するように行うか，透明なプラスチック製の保護器具を用いるとよい.

5. 過開大を見逃さない

特に一重まぶたの症例で，一見して適切な高さに開瞼されている症例の中に，過開大にて睫毛が引き込まれているものがある. 閉瞼できたとしても強い異物感の原因となるとため，早急に延長術や切腱術による加療を要する（図 16）.

6. 緑内障術後のブレブ

緑内障の治療は通常は薬物療法やレーザー治療を行うが，それらが功を奏さなかった場合に手術を行う. トラベクレクトミー（線維柱帯切除術）という術式では，線維柱帯の一部を切除して房水が直接眼の外（結膜の下）に流れ出るようにする. 房水が流れ出て溜まり，結膜にできた水ぶくれをブレブという（図 17）. 手術は開瞼器にて大きく開瞼させて眼瞼に負担をかけるため，術後にしばしば眼瞼下垂が生じる. ブレブを圧迫したり触れると，ブレブがつぶれて眼圧が上昇したり，感染症を引き起こしたりするので注意が必要である.

参考文献

1) 鄭　暁東，白石　敦：眼瞼下垂症と視機能・眼瞼圧. 眼科・形成外科の双方から見た眼瞼下垂の機能再建. 形成外科. 62(3)：237-245, 2019.
2) 鄭　暁東ほか：眼瞼下垂術後における角膜形状，自覚および他覚視機能の変化. 臨床眼科. 72(2)：245-251, 2018.
3) Kim, J. W., et al.：What causes increased contrast sensitity and improved functional visual acuity after upper eyelid blepharoplasty? J Craniofac Surg. 24(5)：1582-1585, 2013.
4) Savino, G., et al.：Corneal topographic changes after eyelid ptosis surgery. Cornea. 35(4)：501-505, 2016.
5) 窪谷日奈子ほか：眼瞼下垂術後の角膜形状変化と涙液量の検討. 臨眼. 70：1097-1100, 2016.

超アトラス眼瞼手術
—眼科・形成外科の考えるポイント—

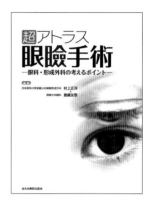

編 集 日本医科大学武蔵小杉病院形成外科　**村上正洋**
　　　　群馬大学眼科　**鹿嶋友敬**

B5 判／オールカラー／ 258 頁／定価（本体価格 9,800 円＋税）
2014 年 10 月発行

アトラスを超える**超アトラス**！
眼瞼手術の基本・準備から，部位別・疾患別の術式までを
盛り込んだ充実の内容.
786枚の図を用いたビジュアル的な解説で，実際の手技が
イメージしやすく，初学者にも熟練者にも必ず役立つ 1 冊！

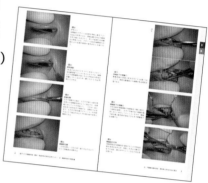

株式会社 全日本病院出版会
〒113-0033 東京都文京区本郷 3-16-4　Tel：03-5689-5989
www.zenniti.com　　　　　　　　　　　　Fax：03-5689-8030

PEPARS No.160：22-27, 2020

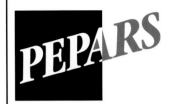

◆特集／眼瞼下垂手術—整容と機能の両面アプローチ—

眼瞼下垂手術：機能と整容を両立するためのコツ

野平久仁彦[*1]　矢島和宜[*2]　新冨芳尚[*3]

Key Words：眼瞼下垂(blepharoptosis)，重瞼(double eyelid)，腱膜前転(levator aponeurosis advancement)，外角切開腱膜前転(levator aponeurosis advancement with lateral horn incision)，腱膜ミュラー筋前転(levator aponeurosis Müller's muscle advancement)

Abstract 眼瞼下垂手術は開瞼幅の増大と見かけの重瞼幅の適切な設定という，機能と整容の両方の改善を目的としている．そのためには折り曲げたブジーを用いた術前のシミュレーションが重要である．ブジーで瞼板部皮膚を持ち上げて開瞼を増大させ，鏡を見せながら患者の好みの重瞼幅を決める．開瞼幅の増大は腱膜前転法を行うが，術中に開瞼幅を評価しながら，開瞼が不十分な場合は，外角切開腱膜前転，それでも不十分な場合は，腱膜ミュラー筋前転へと切り替えて開瞼幅を広げる．次に緩まない重瞼固定とするために睫毛側皮膚創縁の真皮を腱膜に密に縫合する．最終的に坐位で開瞼幅と見かけの重瞼幅を確認し，必要であれば微調整して手術を終了する．開瞼幅と見かけの重瞼幅は左右差が1mmあっても患者に受け入れられないので，術中の段階を踏んだ調整が重要である．

はじめに

眼瞼下垂手術は形成外科の中では非常にポピュラーな手術である．しかし眼瞼は顔でいちばん目に付く部位であるため，機能と整容を同時に満足しなければ患者からも周囲からも高評価を得られないという，非常に許容度の狭い難しい手術と言える．ここでは機能すなわち開瞼幅の増大法と，整容すなわち適切な重瞼幅の作製法について述べるとともに，両者を調和させるポイントについて触れる．

デザイン

術前のデザインには坐位で，折り曲げたブジーを使って患者の好みの重瞼幅をシミュレーションしてみる(図1)．特に眉毛位置の左右差は重瞼幅

の左右差になって現れるので，手術に先立って眉毛挙上術や前額リフトをするか(図2)，眉毛位置をそのままにして重瞼幅だけを合わせる(図3)かの判断が必要になる．重瞼固定線の前面を覆う皮膚縁と瞼縁の間に露出する瞼板前皮膚の幅を見かけの重瞼幅とする．ブジーを当ててそのまま瞼板部皮膚を押し上げ，眼瞼下垂を矯正した状態で鏡を見せながら，患者の好みの重瞼幅を決める．見かけの重瞼幅は3mmが整容的に標準値と考えているが，狭いのが希望であれば1〜2mmになるようにブジーを当ててシミュレーションする．重瞼に見えない程度のいわゆる奥二重が希望であれば，0mmに設定すればよい[1]．このようにブジーで眉毛位置と重瞼幅がどのくらいになるかを術前にシミュレーションすることは，予想結果を患者と共有するための重要なプロセスと考えている．

またブジーで瞼板部皮膚を押し上げた時に，逆に目が開けにくいと訴えたり，皺眉筋の緊張が高まり眉間にしわを寄せるような症例は，強直性眼瞼痙攣が疑われるので，簡易な痙攣のスクリーニングとしての意義もある．

*1 Kunihiko NOHIRA，〒060-0061　札幌市中央区南1条西4丁目 大手町ビル2階　医療法人社団蘇春堂形成外科，理事長・院長
*2 Kazuyoshi YAJIMA，同，副院長
*3 Yoshihisa SHINTOMI，同，会長

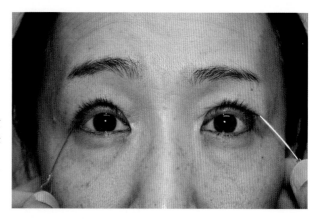

図 1.
ブジーを当てて，開瞼をした時の重瞼
幅と眉毛位置を確認する．左眉毛下垂
があるので左の重瞼幅を右よりも大き
くして見かけの重瞼幅が左右対称にな
るようにしている．

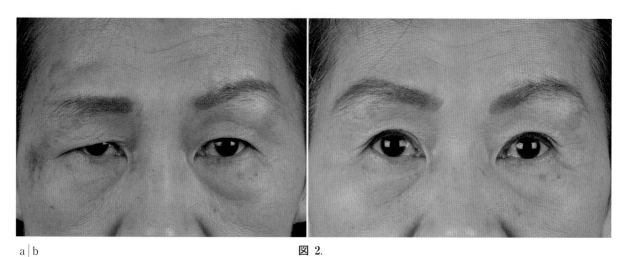

a | b
　　　　　　　　　　　　　　　図 2.
　a：術前．前額部外傷後の右顔面神経前頭枝麻痺がある．
　b：術後 1 年．右眉毛上皮膚切除による眉毛挙上術を行った上で眼瞼下垂手術を行った．

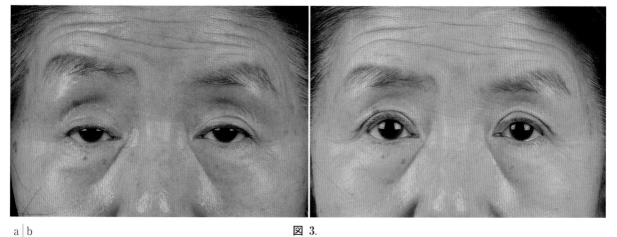

a | b
　　　　　　　　　　　　　　　図 3.
　a：術前．眉毛位置の左右差がある．
　b：術後 3 か月．右の重瞼固定線を左より低くして，左右の見かけの重瞼幅を揃えた．

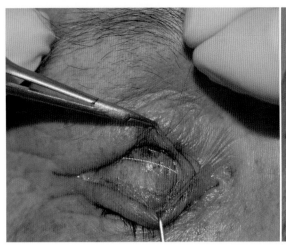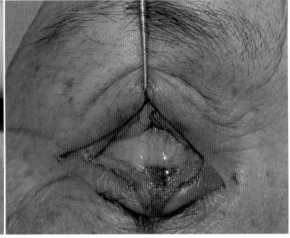

図 4. 腱膜前転（右眼）
a｜b

a：腱膜表面から糸を刺入し瞼板上部をすくってまた腱膜の裏面から表に出す.
　点線は瞼板上縁. 7-0 吸収糸を使用している.
b：腱膜を前転し瞼板に 3 点固定をした.

手　術

　上眼瞼は非常に個人差が大きく，皮膚の厚さ，瞼板前組織の量，眼窩脂肪の量，涙腺脱の有無，後眼輪筋脂肪の量，瞼板の高さや厚さ，腱膜の厚さ，眼瞼挙筋やミュラー筋の厚さなどが実に多様である．しかも各組織がフィルム状に多層に展開されており，皮膚側からアプローチする場合いかに早く正確な層を見極めて手術を進めるかが重要な鍵となる．そのため我々は 4 倍の顕微鏡下手術をルーチンにしている．また出血が少なく，切れ味のよい CO_2 レーザー[2]（6W スーパーパルスモード）を主に用いている．これにより手術時間の短縮が可能になる．

1．前転法

　我々は基本的に腱膜前転法[3)4)]を用いているが，これは開瞼幅の調整を 1 mm 以下のオーダーで調節することができることと，術中に調整した開瞼幅と術後 3 か月後の開瞼幅がほぼ同じになるという臨床経験による．術後に少しオーバーにしておいて術後にちょうどよくなるとか，術後少しアンダーでも術後にちょうどよくなるというような，術後の変化を念頭に置いた手術をする必要がないためである．

　皮下血管より浅い層に 30 G や 32 G 針を用いて，1％キシロカイン® E と 1％アナペイン® を同量混

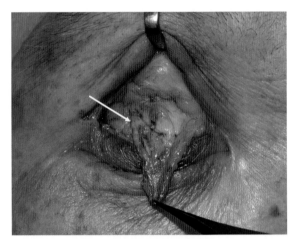

図 5. 外角切開腱膜前転（右眼）
切開された外角（矢印）と 3 点固定を行った挙筋腱膜

合した液を片側 1〜2 cc 注入する．

　5 分くらい待った後，皮膚切開を行い，次に隔膜部眼輪筋を帯状に切除する．瞼板部眼輪筋直下を剥離し，正中から内側の瞼板前組織を幅 10 mm ほど切除して瞼板を露出する．腱膜とミュラー筋の間を剥離した後，隔膜先端を保持して隔膜を切開し，眼窩脂肪を確認してそれより深部の挙筋腱膜と挙筋を露出する．開瞼幅が MRD 3.5 mm 程度の場合は腱膜の前転量は少なくてよい（図 4）が，MRD 3 mm 以下の場合は外角を切開して腱膜を引き出し前転するとさらに開瞼しやすくなる（図 5）．特に内側腱膜が非常に薄い例では厚い外

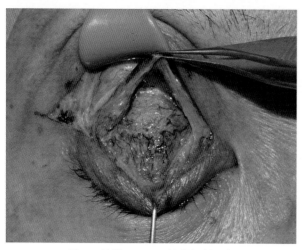
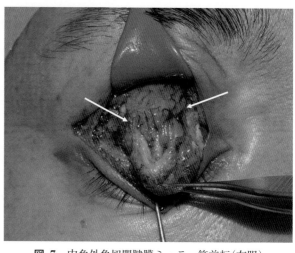

図6. 腱膜ミュラー筋前転（右眼）
結膜とミュラー筋の間を剝離したところ．腱膜とミュラー筋を合わせて前転する．

図7. 内角外角切開腱膜ミュラー筋前転（右眼）
挙筋の脂肪変性が強い症例でウィットナール靭帯も切断している．

側腱膜を正中に寄せて前転できるので用いやすい．これは腱膜筋結合部までの前転ができる．

　挙筋の脂肪変性が強く十分な開瞼が得られなければ，瞼板上縁から腱膜とともにミュラー筋も一緒にはずして結膜とミュラー筋の間を剝離し，腱膜ミュラー筋複合組織を前転する（図6）．それでも開瞼が不十分な場合は，外角と内角を切開して腱膜ミュラー筋を前転するとさらに大きく開瞼できる（図7）．しかしこれは先天性眼瞼下垂の一部に適応があるが，挙筋の動きが悪い高齢者に用いると，術後に眼瞼後退を起こすことがあるので注意が必要である．

　左右それぞれ正中の固定が終わったら，坐位にして左右の開瞼幅を確認する．我々は瞼縁が角膜上縁から1～2 mm下がった開瞼幅を標準としている．上眼瞼縁が角膜上縁を越えていれば腱膜の固定点を数mm下げる．開瞼が十分でなければ固定点を数mm上げる．腱膜に糸をかけた点からカリパスで1 mm単位で前転を弱めたり強めたりして微調整する．この時瞼縁のアーチのピークが内側に寄っていたり外側に寄っていれば固定点を少し左右にずらして固定し直す．正中1か所の固定で開瞼と瞼縁アーチがきれいにできたら，内側と外側の腱膜固定を追加し瞼縁アーチの微調整をする．内側のアーチの立ち上がりが悪く「猜疑心の

目つき」になるのを予防するためには，内側瞼板上の脂肪組織を切除して瞼板をきれいに露出した上で，内側の前転を少し多めにするとよい．アーチのピークが外側に寄る原因は外側固定がやや外側に寄っているためなので，外側固定を正中に近づけるとともに少し瞼縁寄りに固定すると外側のアーチが下がらない．

2．眼窩脂肪の処理

　いわゆる腫れ瞼の人は眼窩脂肪や後眼輪筋脂肪や涙腺脱の処理が必要になる．内側・外側の眼窩脂肪の切除は十分に行ってもよいが，後眼輪筋脂肪は取りすぎると皮膚にシワが寄るので加減が必要である．涙腺脱は涙腺を眼窩内に押し込んだあと，眼窩骨膜と腱膜頭側を糸で縫合してヘルニアを起こさないようにする．

3．重瞼固定法

　十分な開瞼幅が得られ瞼縁アーチもきれいにできたら，次は重瞼線の固定に移る．外角を切開しない腱膜前転では隔膜と腱膜の余剰が少ないので切除しなくてもよいが，外角切開前転では隔膜と腱膜の余剰が多くなるので適宜切除する．睫毛側の皮膚創縁の真皮を7-0吸収糸を用いて先ほど腱膜固定を行った部分より睫毛側の腱膜に縫合する．この時，皮膚を頭側に引きすぎると睫毛が外反するので，睫毛の角度が変わらない位置で固定

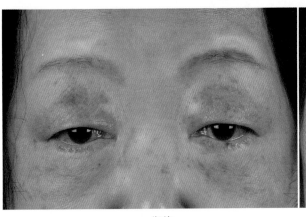

a．術前　　　　　　　　　　　　　b．腱膜前転．術後6か月

図 8．症例1

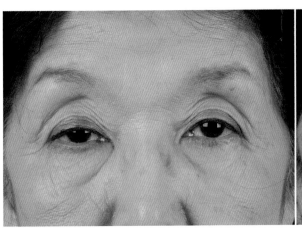

a．術前　　　　　　　　　b．右側は腱膜ミュラー筋前転，左側は外角切開腱膜前
　　　　　　　　　　　　　　転．術後1年

図 9．症例2

する．重瞼線の固定は7か所行う．

　次に皮膚を数か所固定してから坐位にし，見かけの重瞼幅を確認する．この時患者に鏡を見せて好みの重瞼幅になっているか再確認することもできる．見かけの重瞼幅が狭くなっている部分があれば頭側の皮膚創縁で1mm単位の皮膚切除を行い重瞼幅を広げることができる．もし重瞼幅が広い部分があれば睫毛側の皮膚創縁で皮膚切除を行い，狭くすることができる．適度な見かけの重瞼幅になったら，皮膚縫合を行う．

　このように眼瞼では開瞼幅の左右差や重瞼幅の左右差が1mmでもあれば，患者に受け入れられないので，迅速な術中判断と対応力が強く求められる．

症　例

症例1：76歳，女性

　腱膜前転と内外側の眼窩脂肪切除を行った．術後6か月の状態では良好な結果を得た（図8）．

症例2：69歳，女性

　緑内障点眼薬ラタノプロストを20年間使用している．6年前から他医神経内科で重症筋無力症としてマイテラーゼを処方されていた．眼瞼下垂と眼瞼陥凹が見られた．右開瞼幅5mm，左6mm，挙筋能は左右とも12mmであった．左右とも外角切開腱膜前転術を行ったが，右側は十分な開瞼を得られず，腱膜ミュラー筋前転を行った．術後1年の状態では良好な結果を得たが，腱膜ミュラー筋前転を行った右の方がやや開瞼が広い

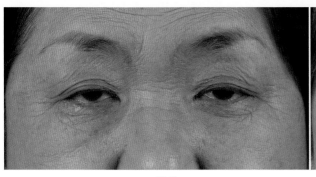
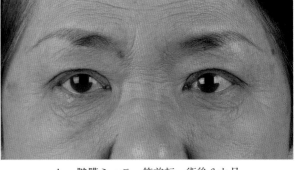

a．術前 　　　　　　　　　　　b．腱膜ミュラー筋前転．術後6か月

図 10．症例3

（図9）．プロスタグランジン関連点眼薬による下垂は，通常の腱膜前転より外角切開腱膜前転や腱膜ミュラー筋前転を要することが多い．また眼瞼陥凹が強い症例では，術後に見かけの重瞼幅が広がりやすいので重瞼固定線を低めに取った方がよい．

症例3：74歳，女性

挙筋能は11 mmと良好だったが，腱膜前転では十分な開瞼を得られず腱膜ミュラー筋前転に切り替えた．外側眼窩脂肪も切除した．6か月の経過で良好な結果になった（図10）．

おわりに

眼瞼下垂手術は形成外科領域では非常にポピュラーな手術であるが，開瞼幅と重瞼幅を左右差0.5 mm以内に抑えなければ患者満足度は低下する．このように非常に許容度が狭い調整を術中に行わなければならない．そのため術前のシミュレーションから始まり，開瞼幅の調整を精密に行った上で，患者の好みの重瞼幅に仕上げるという，各段階を迅速かつ正確に積み上げていく必要

がある．このプロセスを十分に理解して行えば，機能と整容を満足する結果を得ることが可能である．

参考文献

1) 野平久仁彦，新冨芳尚：高齢者の眼瞼手術における整容的ポイント―患者満足度を上げるために―．超アトラス眼瞼手術―眼科・形成外科の考えるポイント―．村上正洋，鹿嶋友敬編．全日本病院出版会，24-34，2014.
　　Summary　術前デザインの考え方と方法について詳しく解説している．
2) 宮田信之ほか：炭酸ガスレーザーによる眼瞼下垂の実際．眼科手術．23：99-105，2010.
　　Summary　日本での眼瞼手術にCO_2レーザーを導入した先駆者．
3) Anderson, R. L., Dixon, R. S.：Aponeurotic ptosis surgery. Arch Ophthalmol. 97：1123-1128, 1979.
　　Summary　腱膜前転法をポピュラーにした論文．
4) 野平久仁彦，新冨芳尚：【眼瞼の美容外科 手術手技アトラス】眼瞼下垂手術：挙筋腱膜前転法．PEPARS. 87：81-91, 2014.
　　Summary　手術のプロセスを詳細に述べている．

PEPARS No.160：28-32, 2020

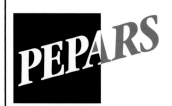

◆特集／眼瞼下垂手術─整容と機能の両面アプローチ─

美容外科的要素を加味した眼瞼下垂手術

土井秀明*1　藤本卓也*2

Key Words：眼瞼下垂手術(ptosis surgery)，美容外科(aesthetic surgery)，挙筋腱膜前転法(advancement of levator aponeurosis)，眼瞼皮膚弛緩(blepharochalasis)，重瞼(double eyelid)

Abstract　眼瞼下垂手術は，上眼瞼の挙上範囲を拡大することで，視野を広げ視機能を高めることが第一の目的ではある．しかし，患者にとっては，出来上がりの瞼裂形態や見開きの度合い，付随する重瞼の幅や形状も重要であり，より理想的な結果を求めて美容外科での手術を希望することも少なくない．

通常の眼瞼下垂手術に患者の希望をしっかりと取り入れ，それを叶えるために美容外科的要素を加味すれば，患者の満足度を高めることができると考えられる．

はじめに

健康保険適用による眼瞼下垂手術の場合は重瞼の幅や形態の希望を要求してはいけない，あるいは健康保険を使うのであるから美容的要素は我慢しなければならないと考える患者が存在する．あるいは美容外科医の方が眼科医や形成外科医よりも術後瘢痕が目立たず結果がよいと信じている患者もいる．逆に，健康保険による治療であるという理由で患者の希望する重瞼幅や重瞼形態を聞き入れず，年齢や性別を考慮せずに一律のデザインで手術を行う医師も存在する．眼瞼下垂手術では，瞼裂高を広げることにより視野を広げ視機能を高めることが最大の目的ではあるが，パーソナリティーの表現に重要なパーツである眼瞼では，患者が整容的に満足できる瞼裂形態や重瞼線を作ることも同時に必要とされるべきである[1]．

眼瞼下垂手術に美容外科的要素を加味することで，より満足度の高い結果を得ることができると

考えており，眼瞼下垂手術において加味している美容外科的要素を紹介する．

術前診察

術前診察において，患者の眼瞼下垂発症前の写真や問診内容から，希望する重瞼形態や重瞼幅を確認しておく必要がある．特に重瞼幅は，眼瞼下垂の改善により上眼瞼が上がることと眉毛が下がることで予定よりも狭くなる場合があることから誤差を生じるという点は，患者に十分に理解させる必要がある．高齢者の場合は，あまりにも広い重瞼幅のデザインや引き込みの強いクッキリとした重瞼を作ると顔面の他のパーツとのバランスの上で不釣り合いとなるが，眼瞼下垂手術に若返り効果も期待している場合もあり明らかな二重を望む場合もあるので，希望をしっかりと確認しなければならない．長年のイメージを変えたくないという理由で重瞼にしたくないという希望も多いものであるが，いわゆる奥二重にしておかなければ睫毛内反となる場合があるので注意が必要である（図1）．

遠慮して希望を申し出ない場合も少なくないため，医師側から積極的に美容的要望を聞き出すよ

*1 Hideaki DOI, 〒534-0024　大阪市都島区東野田町 2-9-7 K2 ビル 2F　こまちクリニック，顧問

*2 Takuya FUJIMOTO, 同，院長

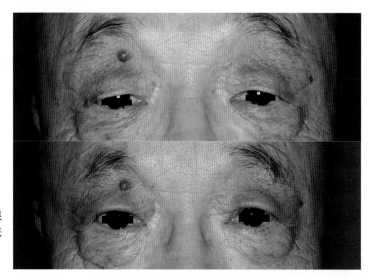

図 1.
幼少期からの重瞼ではない被さった上眼瞼形態を維持したいとの希望で，ごく狭い重瞼を作成しイメージを維持した症例

うにしなければならない．眉の動きや重瞼高を繰り返しシミュレーションし，カルテに数字だけではなく出来上がりのイメージを記録しておくことも重要である．

　眼瞼周囲の手術は，露出部であることから内出血や腫れが目立ち，手術を行ったことを術後に隠しにくい部分である．高齢者においては，心疾患のために抗凝固剤を使用している患者などで，思わぬ内出血により開瞼が困難となり術後の通院もままならない状態が生じることもあり得る．そのような場合は，片眼ずつの手術を勧めている[2]．両眼の浮腫や内出血は，サングラスでなければ隠すことは困難であるが，片眼ずつの手術であれば，浮腫や内出血が治るまで眼帯で生活していただくこととなる．サングラスでは生活がかなり制限されるが，網状の眼帯をガーゼなしで使用すれば視力もある程度確保され，浮腫や内出血，傷も隠すことが可能である．

デザイン

　筆者は出来上がりの重瞼高が 7 mm 程度となるようなデザインを基準としている．これは挙筋腱膜前転術における挙筋腱膜の固定位置として，瞼板の上端から 3 分の 1 尾側付近が解剖学的に推奨される高さであるため，挙筋腱膜固定が容易となるためである．同時に重瞼線が挙筋腱膜固定位置の直上となり，重瞼固定が元の解剖学的構築と類似するからである[3][4]．

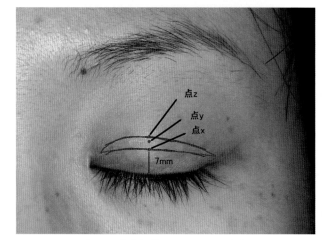

図 2．皮膚切除のデザインの実際
点 x：睫毛から 7 mm の点
点 y：シミュレーションで希望の重瞼幅となる点
点 z：点 y から幅 xy×3 分の 2 頭側の点

　皮膚の弛緩がほとんどなく元の重瞼線や希望する重瞼線が 7 mm 以下の場合は，重瞼予定線をそのまま切開線とする．皮膚弛緩が強く余剰皮膚を切除する必要がある場合や 7 mm 以上の重瞼を希望する場合は，重瞼線の上下で皮膚切除を行い，睫毛側の創縁が睫毛から 7 mm 程度となるようなデザインを行う．図 2 の如く，睫毛基部から 7 mm の点 x を涙小管ブジーで押さえて開瞼させ尾側の切開線を決定する．次に涙小管ブジーによるシミュレーションで希望の重瞼幅となる点 y を決定する．点 y の頭側に幅 xy の 3 分の 2 離れた点 z を決める．点 z を涙小管ブジーで押さえて開瞼さ

せ頭側の切開線を決定する．内側と外側で2本の切開予定線が自然に交わるようにデザインを行う．

皮膚弛緩が強く皮膚切除量が10 mmを超えるような場合は，重瞼線部分で一期的に全ての余剰皮膚の切除を行わずに，二期的に眉毛下皮膚切除法で余剰皮膚の追加切除を行うように計画をするべきである[5)~7)]．

手　術

患者が美容外科に求めるものは，綺麗な傷跡と理想の形状以外に，術後の日常生活が制限されるダウンタイムと言われる期間を短くすることである．ダウンタイムを規定する主な要素は，腫脹と内出血である．

腫脹は侵襲に対する反応として起こるものであるので，第1には侵襲を最小限とすることが重要である．手早い手術操作と無駄のない剥離操作がポイントとなる．電気メスや炭酸ガスレーザーを好んで使用する術者も増えているが[8)9)]，慣れないと組織の熱損傷を招く危険性があるので最小の使用とするべきであると考える．止血操作は，バイポーラーを使用し，ピンポイントに最小限の熱侵襲を心がけなければならない．第2には頻回の氷冷を行うことである[1)]．デザインが終わったら，局所麻酔前にアイスパックで数分間，眼周囲を冷却し局所麻酔後も，もう一度冷却する．術中も対側の眼瞼周囲を冷却した生理食塩水含有ガーゼで冷却し，手術終了後には10分程度のアイスパックによる冷却を行うようにしている．術後も患者自身で冷却するように指導している．冷却の方法としては，手が空いた時は冷やし，冷えすぎて痛みを感じた場合は冷却を中止し，痛みが治ったらまた冷やすという説明を行っている．

局所麻酔で最も気をつけている点は，使用量である．通常の眼瞼下垂手術では片眼にエピレナミン加2%リドカインを1 ml未満使用している．注入層は皮下のみ（皮膚と眼輪筋の間から眼輪筋浅層）としている．深層に盲目的に局所麻酔針を刺入すると，思わぬ内出血や血腫を形成し，手術操作の障害となるのみならず，ダウンタイムを延長することとなるので注意が必要である[10)]．結膜側への局所麻酔は，瞼板通糸の痛みを避けることができるが，エピレナミンによるミュラー筋の収縮や上眼瞼挙筋の不全麻痺が出現する場合があるので特に痛みを訴える場合を除き，使用していない．

重瞼作成

過去の成書[11)]では，7-0程度の細いナイロン糸で尾側創縁を瞼板に直接アンカーリングする術式が行われていたが，これでは硬く深い位置に重瞼が作成されるために閉瞼時や下方視の際に陥凹が目立つようになる．この陥凹は，「ふたえの喰い込みが強い」として，重瞼幅に次いで患者の不満となっている．筆者は多くの形成外科医が行うと同様に，皮膚縫合時に上下の創縁に前転固定した腱膜断端を挟み込むようにしている．この際に瞼板から皮膚表面までの距離と腱膜固定点から腱膜断端までの距離を同じ程度の長さにすることで閉瞼時や下方視時の陥凹を避けることができる．術中の調整は縫合を行う際に，最大上方視をさせ重瞼線から睫毛までの皮膚の弛みがなく睫毛が外反しない程度になるように，かつ下方視で重瞼線が強く陥凹しないように，腱膜断端の長さを調整しながら縫合するようにしている．もし，腱膜断端の余剰が不足し重瞼線の陥凹が目立つ場合は，腱膜固定位置付近のいわゆる瞼板前組織と言われる線維性被膜を鑷子で把持しながら開瞼させ重瞼線が少し陥凹する程度に引き込まれる固定位置を探して固定する．この場合は，後に重瞼固定が緩み，重瞼線が浅くなったり，重瞼と睫毛の間の皮膚が睫毛に覆い被さり偽性眼瞼下垂となったりすることがあるので重瞼線の陥凹とどちらがよいか患者の好みを確認する必要がある（図3）．

瞼裂高（挙上量）の決定

眼瞼下垂手術の目的は，上眼瞼をしっかりと挙上し瞼裂を拡大することで視野を確保することである．しかしながら，病的な眼瞼下垂と診断が付

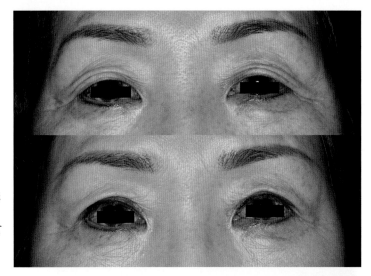

図 3.
他院形成外科で手術を受け，重瞼の引き込みが緩んだ症例
修正手術で重瞼線を腱膜断端に固定している．

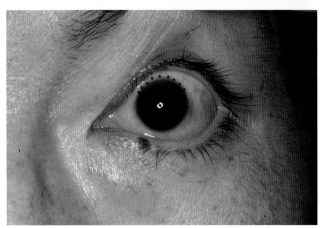

図 4.
加齢とともに角膜輪部が頭側を中心に灰白色に変化する（点線部分）．
この部分が露出すると違和感が強くなる．

けられるほどではなくとも加齢変化により上眼瞼が下がり，皮膚弛緩もあいまって瞼裂は狭小化するものであるから，若年者に比して高齢者の眼瞼下垂手術では，上眼瞼挙上を控えめにする方が美容的には望ましいと言える．筆者は MRD 3~4 mm 程度にし，角膜が1/4~1/3程度隠れるような挙上量が適正であると考えている．過剰な挙上は，「怒ったような顔」に見えるので注意が必要である．

希望と年齢により挙筋腱膜の前転量（短縮量）も変わってくる．若年者の場合は，角膜輪部上縁がギリギリ隠れるくらいの過開瞼を希望する場合が多く，高齢者ではより控えめな挙上が適しており，不自然な開瞼とならない目安として，角膜輪部上縁に見られる灰白色部分が露出しないようにする

と見た目の違和感は出にくいものである（図4）．

瞼裂形態

前転した挙筋腱膜の瞼板への固定にも注意が必要である．瞼板の上1/3付近に縫着することが解剖学的には自然な固定位置である．これよりも頭側であれば瞼板上縁でも問題はない．問題となるのは，瞼板の中央よりも尾側に挙筋腱膜が固定された場合である．このようなケースでは，瞼板に外反方向の負荷がかかり，睫毛外反やグレイラインが正面から見えるような眼瞼外反が生じることとなる．挙筋腱膜の過矯正や重瞼線の強い引き込みでも同様の現象が起こる場合があるので，術後に外反が生じた場合，その原因をしっかりと評価しなければ修正が困難となるので注意が必要である．

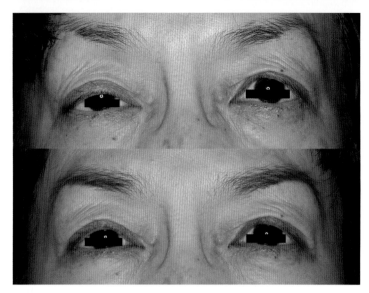

図 5.
他院形成外科で両側の眼瞼下垂手術後，
左右差と左眼の痛みを主訴に受診した症
例
左眼内側の上眼瞼瞼板が折れている.
右眼の再前転によりヘリングの法則が発
現し，左眼内側の上眼瞼縁形態が改善し
ている.

水平方向の固定に際して注意するべきは，高齢
者の場合に瞼板の支持力の低下である. 瞼板内側
端から1/5程度は，瞼板が細くなっているため強
い牽引力がかかると歪んだり曲がったりする場合
がある. これにより，ドライアイ様症状や点状表
層角膜炎による異物感や痛みを生じること[12]や瞼
縁形状に折れ変形を生じる場合もある（図5）. 腱
膜前転の固定糸は2点以上で均等に牽引力が掛か
るようにしなければならない.

まとめ

眼瞼下垂手術は，上眼瞼の挙上範囲を拡大する
ことで，視野を広げ視機能を高めることが第一の
目的ではある. しかし，患者にとっては，出来上
がりの瞼裂形態や見開きの度合い，付随する重瞼
の幅や形状も重要であり，より理想的な結果を求
めて美容外科での手術を希望することも少なくな
い.

通常の眼瞼下垂手術に患者の希望をしっかりと
取り入れ，美容外科的要素を加味すれば，患者の
満足度を高めることができると考えられる.

参考文献

1）土井秀明：【眼瞼形成手術―形成外科医の大技・
小技―】美容外科で行うタッチアップサージャ
リー. MB OCULI. **78**：87-92，2019.
2）土井秀明：Ⅶ. 眼瞼下垂・皮膚弛緩症　両眼性の
眼瞼下垂手術を片眼ずつやるか両眼一度にやる
か　1）片眼ずつ行う場合. 眼手術学2　眼瞼. 大
鹿哲郎監. 野田実香編. 318-319，文光堂，2013.
3）一色信彦：Ⅰ. 眼瞼の手術解剖. アトラス眼の形
成外科手術書. 一色信彦編. 2-7，金原出版，1988.
4）柿崎裕彦：Ⅱ上眼瞼下垂（概論，Levator Resec-
tion）. 眼形成外科―虎の巻―. 9-24，メディカル
葵出版，2009.
5）村上正洋：上眼瞼皮膚弛緩症. 形成外科. **62**（増
刊）：S107-S107，2019.
6）林　寛子：E. 各論 1. 眼瞼 3）手術療法 e　眉毛
下切除法. 患者満足度ベストを目指す非手術・低
侵襲美容外科. 高柳　進編. 62-68，南江堂，2016.
7）林　寛子：【眼瞼形成手術―形成外科医の大技・
小技―】皮膚弛緩症：どこまでやるか. MB
OCULI. **78**：43-52，2019.
8）小泉正樹：【眼瞼形成手術―形成外科医の大技・
小技―】　眼瞼下垂：どこまでやるか. MB
OCULI. **78**：35-42，2019.
9）小泉正樹：解剖学的再建を前提とした腱膜性眼瞼
下垂症手術. 形成外科. **62**（3）：288-297，2019.
10）鹿嶋友敬：Ⅲ. 眼瞼手術の基本手技 4. 麻酔. 眼
手術学2　眼瞼. 大鹿哲郎監，野田実香編. 82-
87，文光堂，2013.
11）田邉吉彦：6眼瞼下垂. アトラス眼の形成外科手
術書. 一色信彦編. 158-185，金原出版，1988.
12）渡辺彰英：眼瞼下垂手術とオキュラーサーフェ
ス. 形成外科. **62**（3）：247-256，2019.

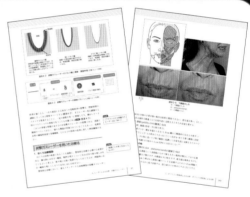

PEPARS No.160：34-46, 2020

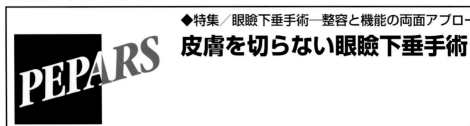

◆特集／眼瞼下垂手術─整容と機能の両面アプローチ─

皮膚を切らない眼瞼下垂手術

前多　一彦*

Key Words：眼瞼下垂（blepharoptosis），埋没法（buried suture technique），重瞼術（double eyelid operation），挙筋腱膜タッキング（levator aponeurosis tucking），polyvinylidenefluoride；PVDF

Abstract　　眼瞼下垂手術において，切開法が最も有効な術式であることは間違いない．その一方で，ダウンタイムの長さや傷痕の心配から，切らない術式を希望するケースも少なくない．ただ，従来の切らない眼瞼下垂手術は，結膜側の埋没糸断端による異物感や角膜損傷，開瞼量の増大に伴うタルミの悪化や重瞼の狭小化，ミュラー筋への不可逆的な瘢痕形成，さらに，後戻りの多さから否定的な意見が多いことも事実である．2010 年に，清水らが報告した，"新しい切らない眼瞼下垂手術"は，同じ糸で経結膜的挙筋腱膜タッキングと重瞼術を同時に行うことで，従来法の欠点を補う画期的な術式である．さらに，機能面と整容面の両立を目指し，筆者のこだわりを追加した，切らない眼瞼下垂＋α法について述べる．

はじめに

　眼瞼下垂というフレーズは，美容外科領域においても日頃の診療でよく耳にする．各メディアでも頻繁に取り上げられ，その認知度は高く，治療についても切開法が一般的であることはよく知られている．一方で，ダウンタイムが短く傷痕が目立たない術式を希望されるケースも年々増加している．そのようなニーズに応えるべく，切らない眼瞼下垂手術で画期的な術式[1)2)]も報告されている．今回，美容外科医の視点で改良を加えた，切らない眼瞼下垂＋α法について述べる．

デザイン

　デザインはカウンセリング室で座位で行う．現在，ペンはゼブラ社製マッキーケア超極細（青）を

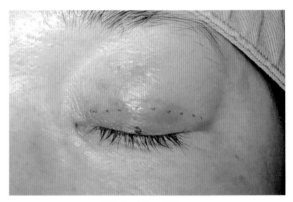

図 1. 新デザイン

使用している．以前は，刺青化しにくい極細（紫）で刺出点をマークしていたが，逆転の発想で，刺出しない部分を超極細（青）でマークするデザインに変更した（図 1）．それにより，刺出点の皮膚性状がよくわかり，逆に皮下血管網をマークすることで内出血の予防につながる．また，内外側まで予定ラインをデザインするので，術中の重瞼ライン確認に有用である．

＊ Kazuhiko MAEDA，〒060-0005　札幌市中央区北 5 条西 2-5 JR タワーオフィスプラザさっぽろ15F　聖心美容クリニック札幌院，院長

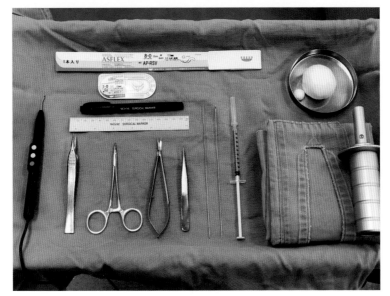

図 2. 手術器具

元々ある重瞼ラインでデザインした場合，下垂の改善により見かけの重瞼幅(pretarsal show)は狭くなる．広く作成することも可能であるが，その幅に比例して開瞼抵抗は増加するため，調節の難易度も上がる．

手術手技

1．器　具(図2)
- ヘガール持針器
- マイクロ剪刀＆鑷子
- トゲ抜き無鈎鑷子
- 2種類の拡張用鈍針(特注品)
- 針電極モノポーラー(エルマン社製)
- スケール＆マーカー
- 7-0 ポリビニリデンフルオライド(PVDF)アスフレックス® 19 mm 丸針両端針(当初，7-0 ナイロン両端針を使用していたが，ナイロン糸は，加水分解時に異物性肉芽腫を生じる恐れがあるため，生体内での品質劣化がなく，結節抗張力・張力残存力でも優れた PVDF 糸に変更)
- 8-0 PVDF 17 mm 両端針(重瞼補正用)

2．麻　酔
まず，ベノキシール®点眼で表面麻酔を行い，続いて，1%キシロカイン® E(1 m*l* シリンジ 34 G 針)で局所麻酔を行う．最初に，結膜側から行った方が痛みは少ない．上眼瞼を翻転し，瞼板上縁の結膜下に瞼縁動脈を避け，外側1か所に粘膜が白く膨隆するように注入する(片側0.2 m*l*)．示指と母指で挟むように円蓋部まで麻酔薬を浸潤させる．使用量を最小限に抑え，刺入部を外側1か所にすることで，この術式で最大の問題となる内側の内出血を予防できる．次に，上眼瞼を戻し皮膚側の局所麻酔を行う．皮下血管網を避け1か所に約0.05 m*l*ずつ極浅く注入する．内側は痛みに敏感なため外側から行う．局所麻酔による左右差を避けるため，一連の処置は，左目は左手で，右目は右手で注入している．

3．経結膜的挙筋腱膜タッキング
上眼瞼を翻転し，針電極モノポーラーで瞼板上縁の結膜下に，片側2か所で直径約1 mm の穴を開ける．この際，針電極の方向は瞼板上縁に向け刺入する深さは瞼板まで行う．2か所の位置は，正面視時の角膜の内外側端に相当する位置を基本としている．開瞼幅に左右差がある場合は狭い方から行い，どちらも必ず内側から行う．

針電極で作成した穴を，無鈎鑷子で把持し頭側に軽く牽引し，結膜円蓋付近の結膜に7-0 PVDF両端針の片針を刺入する．目標とするタッキング量によるが，瞼板上縁から頭側に10 mm 程度のことが多い．また，挙筋腱膜の走行を考慮し頭側の

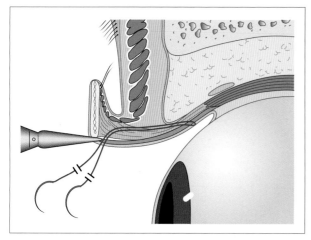

図 3. シェーマ 1

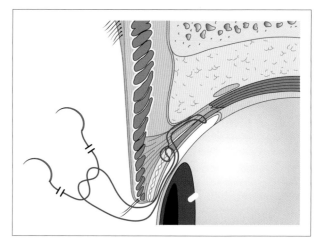

図 4. シェーマ 2

刺入点は垂線よりやや外側から刺入する.

　この術式は，ミュラー筋タッキング[3)4)]ではなく経結膜的挙筋腱膜タッキング[1)2)]であり，結果的にミュラー筋を含む挙筋群タッキング[5)]の効果が得られる. そのため，この両端針の深さと進め方が最も重要であり，ある程度深くかける必要がある. 針先が挙筋腱膜にあたると適度な抵抗を感じ，その微妙な抵抗の変化でタッキング量を調節し，瞼板上縁に作成した穴から刺出する. 深くかけ過ぎると不自然な上眼瞼陥凹変形をきたす. この操作は，瞼板上縁中央に牽引糸をかけるより，作成した穴を鑷子で把持した方が微細な抵抗の変化を感じやすく，方向の調整もしやすい. もう片方の針を先に刺入した位置より約 2 mm 水平方向に離れた位置から刺入し，同様に通糸し同じ穴から刺出する(図 3).

　次に，片針を同じ穴から瞼板方向に刺入し瞼板上縁から 2 mm 下で刺出する. 瞼板上を約 2 mm 水平方向にずらして刺入し再度同じ穴から刺出する. 片針を結膜円蓋付近から瞼板上縁に刺出する方が合理的に思えるが，挙筋腱膜へのかかりに差が出て，その後の調節がわかりにくい. ここで，1 回仮結紮し開瞼幅をチェックする. やや過矯正が目安となるが，次の重瞼術における開瞼幅の変化を予測する必要がある.

　同様の手技を両側に行い，目標とする開瞼幅で左右を揃える. 内側の開瞼具合が重要であり，外側はあくまで補助的な役割である. 座位でも確認

し，問題なければすべて 3 回結紮(男結び)し，挙筋腱膜タッキングを完了させる(図 4).

4．重瞼術(埋没法)

　片針を作成した穴から再度刺入し，皮膚側の重瞼ポイントから刺出する. 特注の鈍針を用いて刺出点を拡張し，結び目が埋没するスペースを作成する. これは，11 番メスで切開するより鈍的に拡張した傷の方が綺麗で，眼輪筋の切除や焼灼をせずに簡便に埋没スペースを作成できるからである(図 5).

　次に，もう片方の針も同じ穴から刺入するが，皮膚側は 1 本目の刺出点より 3 mm ほど外側に離れた位置に向かい，刺出しない限界まで針先を透見させる. その後，やや針先を戻すように皮下のルースな層を内側に水平移動し 1 本目と同じ重瞼ポイントから刺出する. この操作により，1 点で 2 点刺出した時と同等の皮下軟部組織を捕らえる効果が得られる(図 6).

　鈍針で再度埋没スペースを確認し，その鈍針を重瞼ポイントに縦方向に置き，その上から 4 回結紮(男結び)する(図 7). その際，鈍針の太さよりさらに上(数 mm 幅)で結び目をつくることで開瞼幅の調節を行う(図 8).

5．追加処置

　挙筋腱膜タッキングは，角膜中央部の負荷を避けるため，内外側の 2 点を基本としているが，開瞼の状態により中央部に 1 点追加する.

　重瞼幅の微細な補正には，8-0 PVDF を用いた埋没式重瞼術を，必要に応じて追加する.

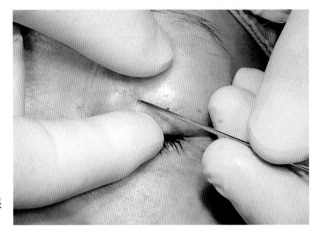

図 5.
鈍針で拡張

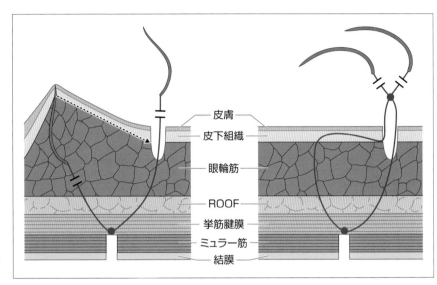

図 6.
シェーマ 3

- 皮膚
- 皮下組織
- 眼輪筋
- ROOF
- 挙筋腱膜
- ミュラー筋
- 結膜

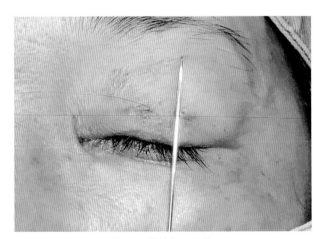

図 7. 鈍針上で結紮

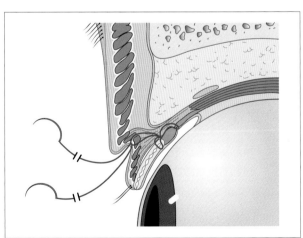

図 8. シェーマ 4

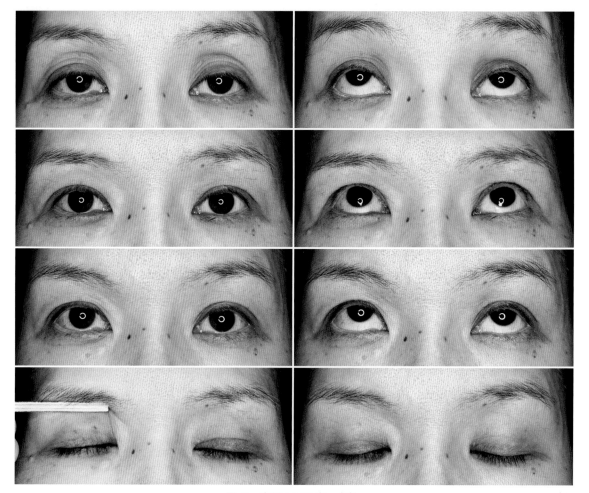

図 9. 症例 1：56 歳，女性

a：術前正面視	b：術前上方視
c：術直後正面視	d：術直後上方視
e：術後 2 年 6 か月正面視	f：術後 2 年 6 か月上方視
g：術直後閉瞼	h：術後 2 年 6 か月閉瞼

a	b
c	d
e	f
g	h

6．術中のポイント

・挙筋腱膜タッキングは，7-0 PVDF の針先から
伝わる抵抗の変化で調節する．

理 由　針先が挙筋腱膜に達すると抵抗を感じ，
その感覚の微妙な変化でタッキング量を調節す
る．ブラインドではあるが，皮膚切開から直視下
で挙筋腱膜前転（タッキング）を行っているイメー
ジ．

・重瞼術（埋没法）の締め具合は，極限に緩く行う．

理 由　埋没式重瞼術が戻る最大の原因は，軟
部組織内に糸が埋入し，皮膚を引き込めなくなる
からである．きつく締めるほど糸は組織内に埋入
するので，重瞼ができる最小限の力で緩く行う．
さらに，腫れの軽減や開瞼抵抗を減らす効果も得
られる．

・同じ糸でも挙筋腱膜タッキングと重瞼術は，そ
れぞれ独立して完了させる．

理 由　最終的に，重瞼術で皮膚側に出た糸で
挙筋腱膜タッキングまで行う場合，糸を強くきつ
く締める必要がある．前述の通り，それは重瞼の

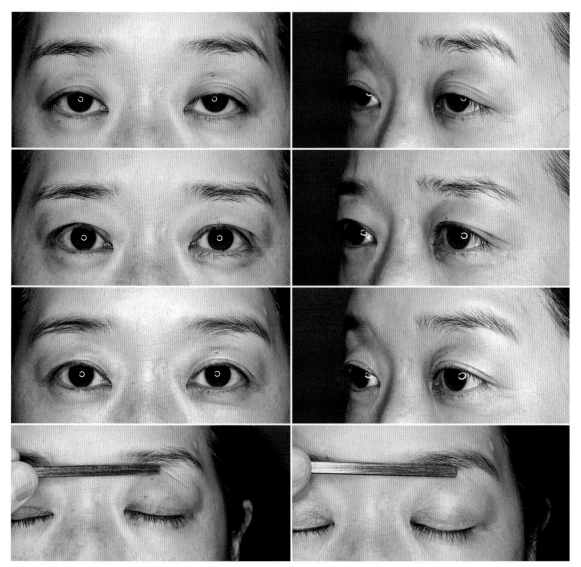

<table>
<tr><td>a</td><td>b</td></tr>
<tr><td>c</td><td>d</td></tr>
<tr><td>e</td><td>f</td></tr>
<tr><td>g</td><td>h</td></tr>
</table>

図 10. 症例 2：43 歳，女性
a：術前正面視　　　　b：術前斜位
c：術直後正面視　　　d：術直後斜位
e：術後 2 年正面視　　f：術後 2 年斜位
g：術直後の針穴　　　h：術後 2 年閉瞼

後戻りの原因となり，開瞼抵抗の増加や術後の腫れの遷延にも繋がる．ただし，各処置を独立して完了させるため，留め直しや不具合による抜糸には，相応のスキルが要求される．

症　例

※すべて，術後 6 か月以上の症例とした．

症例 1：56 歳，女性（図 9）

腱膜性眼瞼下垂で，sunken eye（上眼瞼陥凹）を呈している．両側 2 点ずつで，術中に左は内側を留め直し，右は埋没式重瞼術を内側に 1 点追加し重瞼幅を調整しているが，腫れは最小限である．術後 2 年 6 か月の状態で，後戻りもなく sunken eye も改善している．

症例 2：43 歳，女性（図 10）

腱膜性眼瞼下垂で，わずかに左右差を認める．両側 2 点ずつで，左のタッキングを 1.5 mm 多くしている．肩こりや頭痛が改善し，術後 2 年の状態で後戻りもなく，下の三白眼も改善している．

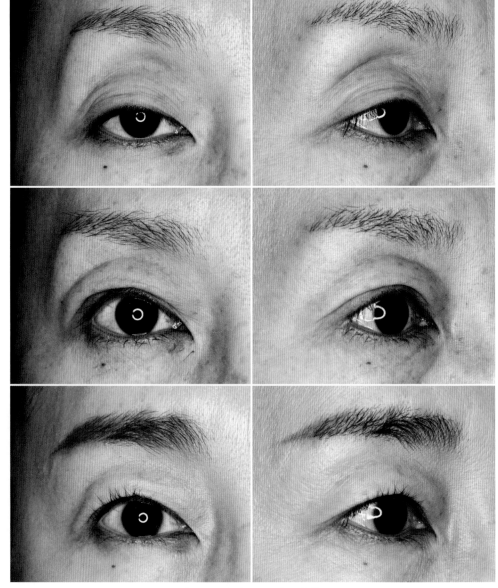

図 11. 症例 3：47 歳，女性
a：術前正面視　　　　　　　b：術前斜位
c：術直後正面視　　　　　　d：術直後斜位
e：術後 5 年 7 か月正面視　　f：術後 5 年 7 か月斜位

a	b
c	d
e	f

症例 3：47 歳，女性（図 11）

　30 年間ハードコンタクトレンズを使用．左右差のある眼瞼下垂を認めた．両側 2 点ずつで，右のタッキングを 2 mm 多くしている．術後 1 か月で，右に埋没式重瞼術を 2 点追加し重瞼幅を調整．術後 5 年 7 か月経過しているが後戻りを認めない．（写真の掲載承諾が片目のみ）

症例 4：53 歳，女性（図 12）

　30 年間，左のみハードコンタクトレンズを使用で眼瞼下垂を認めた．左のみ 2 点行う．術後 6 か月の経過で後戻りなく，額のシワ，下の三白眼，sunken eye も改善している．

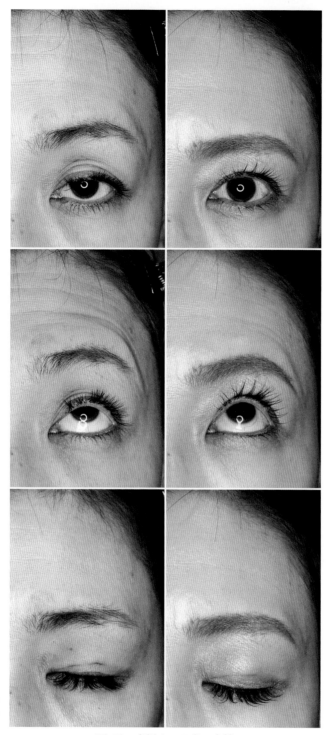

図 12. 症例 4：53 歳，女性
a：術前正面　　　b：術後 6 か月正面
c：術前上方視　　d：術後 6 か月上方視
e：術直後閉瞼　　f：術後 6 か月閉瞼

PEPARS No. 160 2020

41

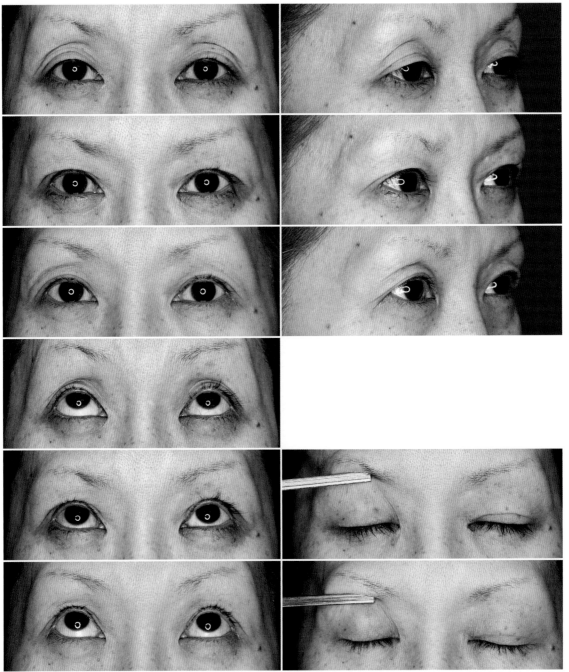

図 13. 症例 5：51 歳，女性
a：術前正面　　　　b：術前斜位
c：術直後正面　　　d：術直後斜位
e：術後 1 年正面　　f：術後 1 年斜位
g：術前上方視
h：術直後上方視　　i：術直後閉瞼
j：術後 1 年上方視　k：術後 1 年閉瞼

a	b
c	d
e	f
g	
h	i
j	k

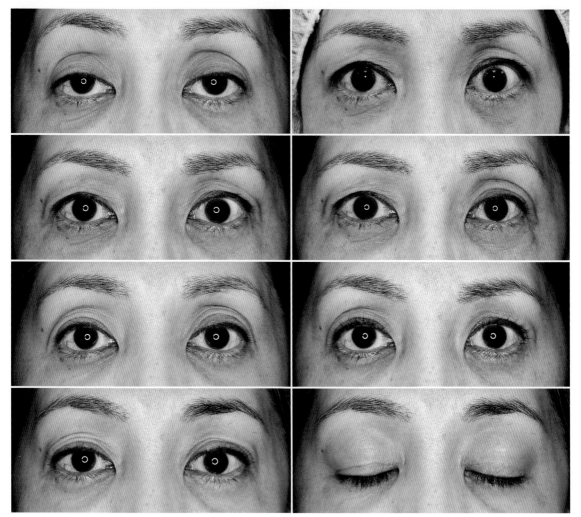

<table>
<tr><td>a</td><td>b</td></tr>
<tr><td>c</td><td>d</td></tr>
<tr><td>e</td><td>f</td></tr>
<tr><td>g</td><td>h</td></tr>
</table>

図 14. 症例 6：55 歳, 女性

a ：術前　　　　　　　　　　b ：術中(座位)
c ：左留め直し 1 回目　　　　d ：術直後(左 2 回後)
e ：術後 1 か月　　　　　　　f ：左 2 点修正直後
g ：術後 1 年 9 か月正面視　　h ：術後 1 年 9 か月閉瞼

症例 5：51 歳, 女性(図 13)

　腱膜性眼瞼下垂で sunken eye もあり. 上眼瞼の皮膚も厚くタルミも強く, 埋没式重瞼術だけでは下垂が悪化するケース. 両側 2 点ずつ行い, 通常の重瞼ラインでは三角目となるため, 外側をやや広くしている. 術後 1 年の経過で後戻りもなく, 術後肩こりも劇的に改善している.

症例 6：55 歳, 女性(図 14)

　腱膜性眼瞼下垂で sunken eye も高度. 形成外科で切開法を勧められるが, 仕事上どうしても切れないとの理由で当院を受診. 両側 2 点ずつで, 術中の調節に難渋したケース. 左右同じタッキング量の術中座位で左過矯正. 左 1 mm 少なく留め直し(1 回目). 左 2 mm 少なく留め直し(2 回目)で内出血となり終了. 術後 1 か月で左右差を認めたため, 左 2 点を再度 1 mm 多く留め直した(結局, 1 回目の留め直しと同程度). その後, sunken eye に対し b-FGF 添加 PRP[6]処置も行い, 術後 1 年 9 か月の経過で後戻りもなく, 下の三白眼も改善している.

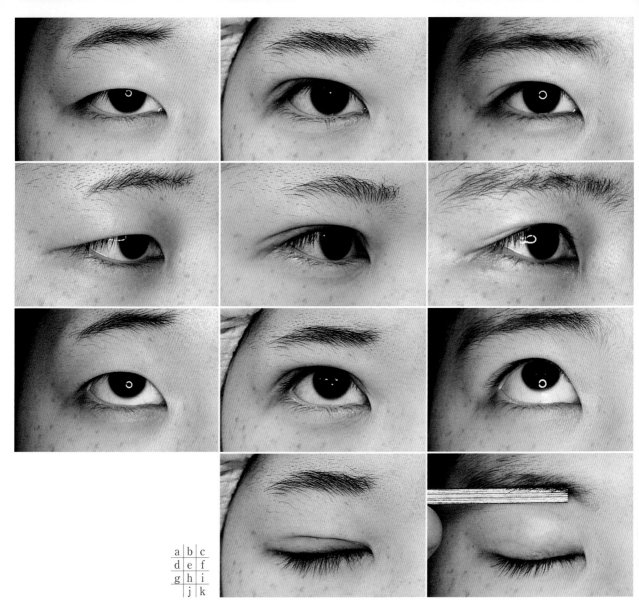

a	b	c
d	e	f
g	h	i
	j	k

図 15. 症例 7：19 歳, 女性

a：術前正面　　　　b：術直後正面　　　　c：術後 2 年 7 か月正面

d：術前斜位　　　　e：術直後斜位　　　　f：術後 2 年 7 か月斜位

g：術前上方視　　　h：術直後上方視　　　i：術後 2 年 7 か月上方視

　　　　　　　　　j：術直後閉瞼　　　　k：術後 2 年 7 か月閉瞼

症例 7：19 歳, 女性（図 15）

　右先天性眼瞼下垂（単純性）[5]で, 幼少期から目の開きに左右差を認める. 両側とも一重であり, 右は切らない眼瞼下垂＋α法（2 点）, 左は埋没式重瞼術（3 点 8-0 PVDF）を行う. 非常にまぶたが厚い症例であるが, 術後 2 年 7 か月の経過で後戻りを認めない.（写真の掲載承諾が片目のみ）

症例 8：53 歳, 女性（図 16）

　40 年間ハードコンタクトレンズを使用. 典型的な眼瞼下垂であり sunken eye も認める. 両側 2 点ずつ行い, 術後 1 年で後戻りは認めず, つらい眼精疲労も劇的に改善している.

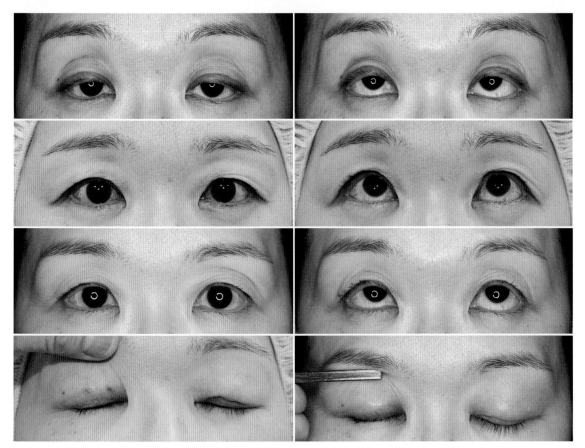

<table>
<tr><td>a</td><td>b</td></tr>
<tr><td>c</td><td>d</td></tr>
<tr><td>e</td><td>f</td></tr>
<tr><td>g</td><td>h</td></tr>
</table>

図 16. 症例 8：53 歳, 女性
　a：術前正面　　　　　b：術前上方視
　c：術直後正面　　　　d：術直後上方視
　e：術後 1 年正面　　　f：術後 1 年上方視
　g：術直後の針穴　　　h：術後 1 年閉瞼

考　察

1. 利　点

　この術式の最大のメリットは, 切開法[7)~12)]より
ダウンタイムが圧倒的に短く, 傷痕が針穴だけで
目立たないことである. また, 切開法より手技が
簡便であり, 修正や不具合があった場合, 数か月
以内に抜糸すれば元の状態に戻すことも可能であ
る. さらに, 同じ糸で重瞼術を同時に行うことで,
最小限の埋没糸で, 断端を皮膚側に移動でき, 後
戻りにつながるタルミの軽減や, 睫毛の外反効果
が得られる.

2. 問題点

　適応は, 軽度から中等度の眼瞼下垂に限られ, 挙
筋機能もほぼ正常な症例に限られる. また, 厚ぼっ
たいまぶた(皮膚, 眼輪筋, ROOF, 眼窩脂肪によ
る)や, タルミが極端に多い症例では, これらの組
織を切除できる切開法に比べて仕上がりの面で劣
る. しばしば, 切らない術式[3)4)]におけるミュラー
筋への不可逆的な瘢痕形成が問題視されるが, こ
の術式は経結膜的挙筋腱膜タッキングであり,
ミュラー筋への影響は, 経皮切開法による挙筋腱
膜前転と同等と考えている. さらに, 最大の懸念で
ある後戻りなど術後経過について, 清水ら[1)]は,
この術式を 390 症例 624 眼に行い, 術後 6 か月以
上の経過で, 軽度の下垂における著効例 97.5%,
中等度の下垂における著効例 75%(改善例 88.9%)
と報告している. 筆者自身, この +α 法を始めて
約 6 年になるが, 従来の切らない眼瞼下垂手術[3)4)]
に比べて後戻りは明らかに少ない印象である.

3．機能面と整容面の両立

特に，ハードコンタクトレンズ長期使用による眼瞼下垂例には有効であり，第一選択の術式と考えている．症例によっては，切開法術後の修正にも対応可能である．また，腱膜性眼瞼下垂によるsunken eye（上眼瞼陥凹）の治療希望で受診するケースも多く，この術式によって，切らずに下垂とsunken eyeの両方を改善させることも可能である．さらに，8-0 PVDFによる埋没式重瞼術を追加することで，微細な重瞼ラインの調整も可能であり，美容診療における眼瞼下垂の治療に適している．ただし，同じ糸で複数を同時に調節するため，仕上がりに"こだわる"ほど，奥深さを痛感させられる術式である．

謝　辞

ご自身が，この術式の第一人者であるにもかかわらず，執筆の機会を与えてくださった，琉球大学形成外科・清水雄介教授に心から感謝致します．

参考文献

1) Shimizu, Y., et al.：A new non-incisional correction method for blepharoptosis. J Plast Reconstr Aesthet Surg. 63：2004-2012, 2010.
2) 清水雄介：経結膜的挙筋腱膜タッキング術．眼手術学．野田実香編著．309-317，文光堂，2013.
3) 菅原康志ほか：眼瞼下垂：埋没法．セレクト美容塾・眼瞼．64-70，克誠堂出版，2009.
4) 小田島祥司：経結膜的 Müller 筋タッキング通糸法．眼手術学．野田実香編著．302-308，文光堂，2013.
5) 柿﨑裕彦：眼瞼下垂がよくわかる本．1-172，星雲社，2018.
6) Kamakura, T., et al.：Platelet-rich plasma with basic fibroblast growth factor for treatment of wrinkles and depressed areas of the skin. Plast Reconstr Surg. 136(5)：931-939, 2015.
7) 伴　緑也，伴　碧：【眼瞼の美容外科　手術手技アトラス】眼瞼抵抗を処理する眼瞼下垂手術．PEPARS．87：73-80，2014.
8) 野平久仁彦，新冨芳尚：【眼瞼の美容外科　手術手技アトラス】挙筋腱膜前転法．PEPARS．87：81-91，2014.
9) 広比利次：【眼瞼下垂症の治療戦略】整容面から見た経結膜的眼瞼挙筋短縮術．形成外科．53(1)：45-55，2010.
10) 佐藤英明ほか：【眼の整容外科】眼瞼下垂手術．PEPARS．20：42-54，2008.
11) 高見昌司：Aponeurosis の前転とミュラー筋タッキングを併用した眼瞼下垂手術．超アトラス眼瞼手術．村上正洋ほか編．200-210，全日本病院出版会，2014.
12) 渡辺彰英：挙筋短縮術．顕微鏡下眼形成手術．渡辺彰英ほか編．20-31，メジカルビュー社，2013.

PEPARS No.160：47-56, 2020

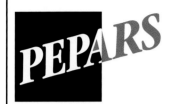

◆特集／眼瞼下垂手術―整容と機能の両面アプローチ―

眉毛下皮膚切除術による眼瞼皮膚弛緩症手術

林　寛子*

Key Words：眼瞼皮膚弛緩症(blepharochalasis, dermochalasia)，眉毛下切開法(sub-eyebrow incision, infra-eyebrow incision method)，眉毛下皮膚切除術(sub-eyebrow skin resection, infra-eyebrow skin resection)，重瞼線皮膚切除術(double eyelid line skin resection)，眼瞼形成術(blepharoplasty)，見かけの重瞼幅(pretarsal show)

Abstract　　上眼瞼の老化はたるみによる皮膚の被さりを主とする前葉部分の問題と，開瞼幅に反映される後葉部分の問題，そして重瞼線の乱れや目尻の皺に代表される整容的部分を総合して評価し，治療方針を立てる必要がある．高齢化社会の進行に伴い定年後も元気に人生を謳歌する社会的傾向から，機能だけを改善するのではなく，より整容的に自然で美しく若々しい状態を望む患者は年々増加しており，そのニーズに応えなくてはならない時代となった．術式の決定もしくは組み合わせのプランを立てるにあたり，まず瞼の老化の主座がどこにどれくらいあるかを正確に読み取る必要がある．まず図１に示したアルゴリズムに従って適応術式の選択方法を紹介する．眉毛下皮膚切除術のデザイン方法や手術の内容については症例を紹介しながら日頃心がけている注意点やポイントを述べた．術前の評価方法をよく理解し上手く組み合わせて自然な美しい印象の瞼を目指していただきたい．

瞼の老化の主座を知る
―眼瞼下垂症か眼瞼皮膚弛緩症か？―

「瞼が重たい」ことを主訴に来院する患者の多くは腱膜性の眼瞼下垂症と眼瞼皮膚弛緩症の両方の要素を有していると考えてよい．眼瞼下垂症と眼瞼皮膚弛緩症のどちらの手術を優先させるかの選択には老化の主座が前葉なのか後葉にあるのかを正しく評価することから始める必要がある．初診時の評価と術式の選択のアルゴリズムを図１に示す．

まず正面視において睫毛が根元まで露出している（瞼縁が見えている）か，露出していない（余剰皮膚が被さって瞼縁が見えない）かを１つの指標とする．瞼縁が露出しているもので MRD-1※（以下，MRD とする）が２mm 以下の場合は眼瞼下垂症の手術を優先し，露出していない（余剰皮膚が被さって見えない）かつ MRD が３mm 以上の場合は眼瞼皮膚弛緩症の手術を優先することを原則としている．実際には瞼縁は露出しているが重瞼幅が以前より狭くなっている例や，部分的に被さっているなどの中間的な症例は多く，整容的に満足の行く結果を得るためには複数の手術を症例ごとに適宜併用する必要がある．

※注：MRD-1：Marginal Reflex Distance-1　リラックスした状態での角膜反射（瞳孔中央）点から垂直に上眼瞼縁までの距離

* Tomoko HAYASHI，〒604-8172　京都市中京区烏丸通三条上ル場之町 599 CUBE OIKE 3F Jóia Clinic（旧 烏丸姉小路クリニック），院長

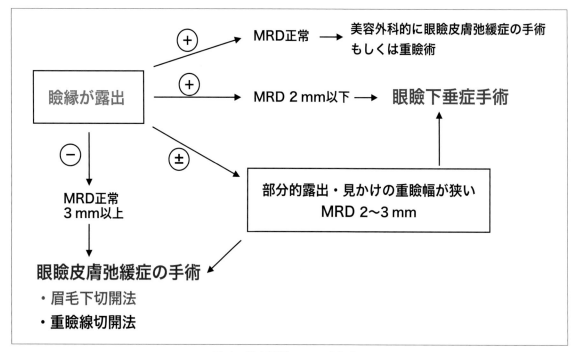

図 1. 術式選択のアルゴリズム

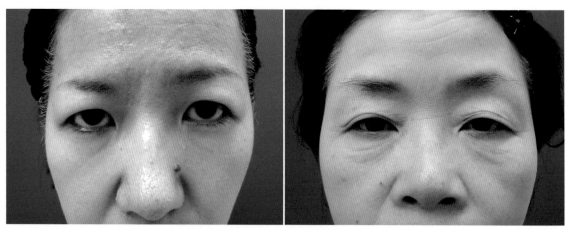

ａ．厚く重い瞼：眉毛下切開法の適応 　　　　　　　ｂ．薄く軽い瞼：どちらも適応

図 2. 瞼の厚みと重さの評価

眼瞼皮膚弛緩症としての術式の選択
―眉毛下切開法か重瞼線切開法か―

　上眼瞼の重さと厚みの評価：「厚く重い瞼」か「薄く軽い瞼」か？

　2つの術式の選択にあたっては，上眼瞼の「重さ」と「皮膚の厚み」の評価から始めなくてはならない．典型的な「厚く重い瞼」と「薄く軽い瞼」を図2に示す．実際は前葉組織は少ないが皮膚が厚い

もの，皮膚は薄いが前葉組織が多めで腫れぼったく見えるものなど様々なバリエーションがある．また，皮膚の厚さは瞼縁側が最も薄く眉毛に近づくに従って厚くなることは全ての上眼瞼に共通する重要なポイントである．

　「厚く重い瞼」（図2-a）に対しては文句なく眉毛下切開法が第一選択であり，「薄く軽い瞼」（図2-b）はどちらの方法にも適するため，重瞼線作成の希望の有無や余剰皮膚の被さりの位置によって選

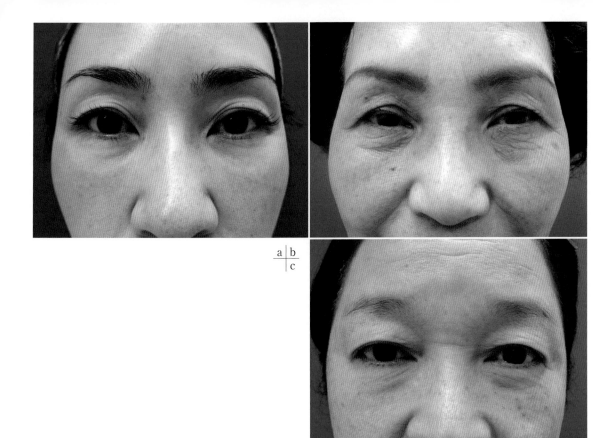

図 3. 皮膚の被さりの位置の評価
a：目頭側に余剰皮膚が多い瞼
b：外側に余剰皮膚が多い瞼
c：中心に余剰皮膚が多い瞼

表 1. 眼瞼皮膚弛緩症の手術適応の選択

	重瞼線切開法の適応	眉毛下切除の適応
厚く重い瞼	×	◎
薄く軽い瞼	○	○
目頭側に余剰皮膚が多い	◎	×
外側に余剰皮膚が多い(いわゆる三角目)	×	◎
中心に余剰皮膚が多い	○	○
重瞼作成を一期的に希望	◎	× (二期的に行う)

択する．外側に被さりの多い場合(図 3-b)は眉毛
下切開法に適する．重瞼線切開法では外側に長く
伸びる切開線は不自然な重瞼線として目立つ傾向
があるからである．反対に眉毛下切開法は目頭近
傍の被さりを改善することはできないため，この

場合は重瞼線切開法が適する(図 3-a).
　表 1 に術前評価と術式の選択を示す.

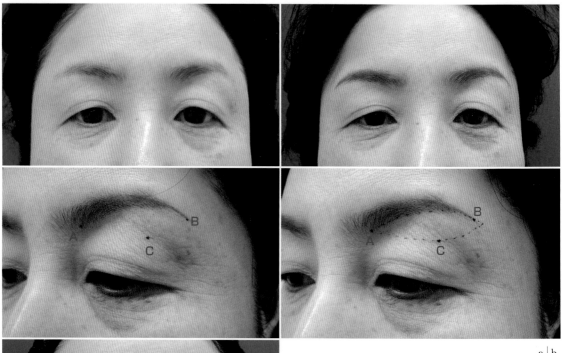

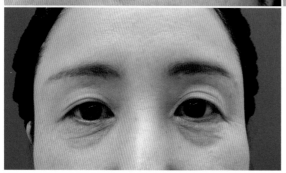

図 4.
デザインの方法(症例 1：53 歳，女性)
  a：術前正面像
  b：術前．眉墨で眉を描いたところ
  c：A，B，C 点をポイントしたところ
  d：3 点を含めた紡錘形を描いたところ．終点が B 点より外側にある．
  e：術後 6 か月

a	b
c	d
e	

眉毛下切開法のデザイン

症例 1：53 歳，女性

　術前(図 4-a)．瞼縁が露出しておらず MRD は 3 mm 以上あり，前葉の厚みは中等度だが外側に余剰皮膚が多いタイプであることから眉毛下切開法の適応と判断する．女性の場合，まず自分で理想の眉を眉墨でやや外側まで描いてもらう．患者が描けない場合は医師の側で描き，鏡を見せて本人の了解を得る(図 4-b)．

　次に被さりのある部分の両端を見極めて A 点(起点)と B 点(余剰皮膚の終わりの点)をマークする．次に最も被さりの多い部分に最大切除幅となる C 点をマークし(図 4-c)，A，B，C の 3 点を含めた紡錘形をデザインする(図 4-d)．この時起点となる A 点は固定とするが，終点は必ずしも B 点である必要はなく，dog ear を作らないように無理のない紡錘形のデザインを優先させることがポイントである．したがって終点は B 点より外側になることがある(図 4-d)．

症例 2：57 歳，男性(図 5)

　中央部に余剰皮膚が多いタイプである．瞼縁が隠れており，MRD が正常であることから眉毛下切開法の適応と判断される(図 5-a)．

　まず被さりのある部分の両端を見て A 点(＝起点)と B 点(余剰皮膚の終わりの点)をマークする．起点となる A 点は眉毛の立ち上がりより 5 mm 以上離す．これより内側は傷が目立ちやすいため避ける(図 5-c)．

　男性の場合，眉の中に少し入り込むようにデザインすることが重要である(図 5-d)．また，B 点を A 点の水平線上もしくは少し高い位置に置くこともポイントである．

　指でかるく皮膚をつまみ上げながら余剰皮膚の

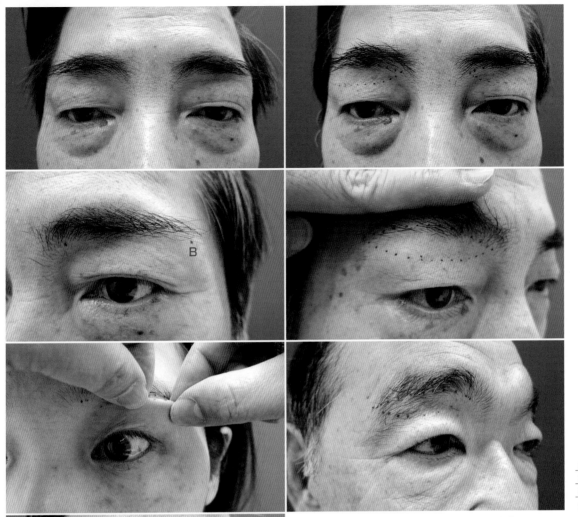

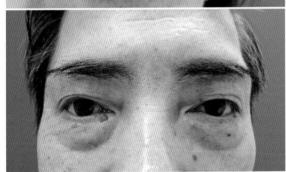

図 5. デザインの方法（症例 2：57 歳，男性）
a：術前正面像
b：デザイン終了時正面像
c：A，B 点をポイントしたところ
d：3 点を含めた自然な紡錘形を描いたところ．男性の場合眉の中に入り込んでデザインすることがポイントである．
e：上と下のラインを合わせるようにもち上げて術後の pretarsal show を確認する．（別症例）
f：男性の場合，眉の中に入り込んでデザインすることがポイントである．（別症例）
g：術後 3 か月目

量を測る．上と下のラインを合わせるように指で持ち上げ，術後の瞼縁付近の外貌（pretarsal show）をシミュレーションしてデザインに問題がないかチェックする（図 5-e 別症例）．

＜デザインの注意点＞
　「眉毛下」という術式名ではあるが，紡錘形の上縁を有毛部より下にデザインすると眉尻が「への

字」状に下がって不自然になる．男性や眉毛の濃い症例の場合，ある程度眉毛の中に入り込むように書き入れる必要がある（図 5-d, f）．この場合，切除皮膚に眉毛の一部が含まれるため，眉毛が少し細くなることを術前に説明し，デザイン終了時に鏡を見せて患者に了解を得ておくことが重要である．

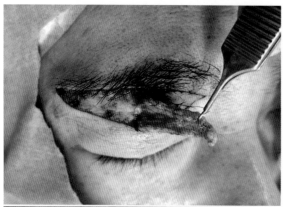

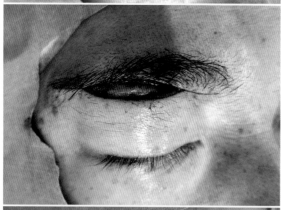

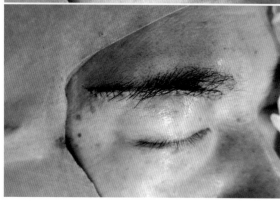

図 **6**.
手術
症例 2 : 57 歳，男性
　a：皮膚と皮下脂肪の切除．眼輪筋を傷つけないように注意しながら皮膚と皮下脂肪のみを切除する．慎重に止血しながら進める．剝離はしない．
　b：Dog ear を作らないように両端から 7-0 ナイロン糸で埋没縫合を行う．高齢で眼輪筋が菲薄化し簾のように緩んでいる場合はたくし上げるように縫縮することもあるが，筋肉の切除は行わない．
　c：縫合終了時．7-0 ナイロン糸でロック式の連続縫合を行う．

手　術

　看護師に指示し，術者が入室する前から冷却した生理食塩水に浸したガーゼで術野をよく冷やしておく．十分な冷却の上で 30 G 針を装着した注射器で麻酔を行う．筆者は 0.5％エピネフリン加リドカインと 0.75％ロピバカインと生理食塩水を 1：1：1 でカクテルにしたものを使用している．皮膚と眼輪筋の間へ眼輪筋を穿かないよう留意しながら注意深く注入する．麻酔量は片側で約 1.0～1.5 ml である．
図 6-a：デザインに沿って皮膚切開し，止血しな

がら皮膚を切除する．切開時，眼輪筋を傷つけないように注意する．切除するのは皮膚と皮下脂肪のみで，眼輪筋は切除しない．また，剝離も一切行わない．
図 6-b：両端から 7-0 ナイロン糸にて密に埋没縫合を行う．この時 dog ear を作らないように注意する．高齢で眼輪筋が菲薄化し簾のように緩んでいる場合は眼輪筋同士をたくし上げるように縫縮することもあるが，筋肉自体の切除は行わない．
図 6-c：表皮は 7-0 ナイロン糸にてロック式の連続縫合を用いて閉創している．男性の場合，眉毛が長いため縫合創が目立ちにくい利点がある．

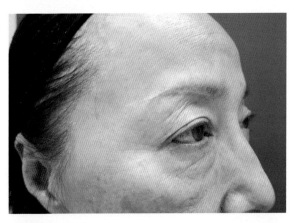

図 7.
皮膚が薄くアレルギー性の皮膚疾患による赤みのため，コントラストが目立つ症例

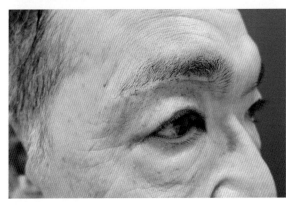

図 8.
創部からも発毛が認められる．
（図 5-f と同症例の術後約 2 か月）

眉毛下皮膚切除術の欠点と注意点

1．眉毛挙上の癖による不自然な皺や引きつれ感

眼瞼下垂症の要素があり前頭筋収縮による眉毛挙上の強い症例では，術後もその癖が残り，眉毛挙上に伴う引きつれ感や目頭から眉頭にかけての不自然な皺を訴える場合がある．通常1〜2か月で前頭筋が弛緩してくるので自然と解消するが，訴えの強い場合は前頭筋へのボツリヌストキシン注射で解消できる．術前に予想される場合は患者に伝えておく．「眉が下がりすぎる心配はないか」と質問されることがあるが，前頭筋の緊張が緩んだ状態より更に下方へ眉が不自然に下がり過ぎる症例を経験したことはない．過剰に切除幅を取り過ぎないことが重要で，最大でも 12 mm 以内が望ましい．取り過ぎなければ下がり過ぎることはない．

2．瘢痕とスキントーン（皮膚の色調）の差異

通常数か月から半年程度で傷跡はほとんど目立たなくなるので心配はないが，眉頭近くは瘢痕が白く目立つため，A 点は少なくとも眉頭から 5 mm 以上離すことがポイントである．瘢痕が気に

なる場合はフラクショナルレーザーで改善できることが多い．

一方，色素沈着や赤みの強い症例では術後の皮膚の色調の差異が目立つ．瞼の色素沈着はアレルギーなどの慢性的な皮膚炎による炎症後色素沈着，血行不良や眼精疲労の結果ヘモシデリン沈着を生じているケースが多く，これはレーザーや美白剤でも容易に改善できない（図 7）．

3．目頭側の皺・たるみの残存

眉毛下皮膚切除術は紡錘形のデザインであることから眉頭近くの切除幅が取れないため，目頭近くの余剰皮膚の処理ができないことが欠点として残る．これに対しては二次的に重瞼線切開法で修正する以外に解決法はない．

4．創部の毛根への影響

切開のメスの角度や毛根への影響について問われることがあるが，通常の皮膚切除と同じであり，特に創部の脱毛で瘢痕が目立ったり，眉毛が断裂するような症例を経験したことはない．皮膚を愛護的に扱い，剥離を行わないことがよいのではないかと考えている（図 8：図 5-f と同症例）．

表 2. 切除幅と皮膚の重さとの関係

2017年7月〜2019年12月の間に眉毛下皮膚切除術を行った90名(女性70名, 男性20名), 計170側(右84例, 左86例), 17〜84歳(平均55.3歳)

	平均切除幅(mm)	切除皮膚の重さ(g/片側)
40歳未満(20名33側)	7.55	0.58
40歳以上60歳未満(30名57側)	8.49	0.62
60歳以上(40名80側)	10.73	0.86

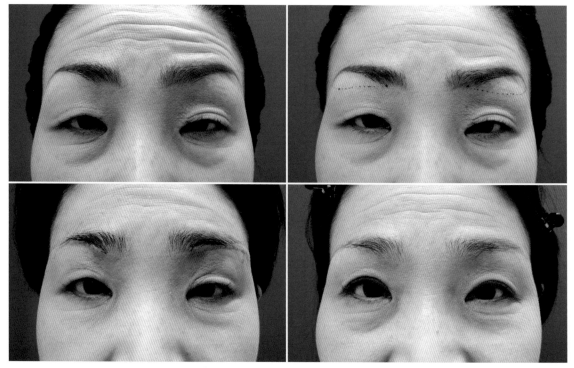

図 9. 眉毛下皮膚切除術と挙筋前転術の併用例(症例3:53歳, 女性)

a	b
c	d

a:術前. 瞼縁の露出(−), MRD右2.5 mm, 左1.5 mm. 眼瞼皮膚弛緩症と眼瞼下垂症の両方の要素があることがわかる.

b:眉毛下皮膚切除のデザイン. まず眉毛下皮膚切除から行った. 切除幅:右10 mm, 左12 mm

c:眉毛下皮膚切除後1週間目, 抜糸直後. 眉毛挙上の癖が残っている. やはり挙筋前転術の必要性があることが見て取れる.

d:挙筋前転術後3か月目

眉毛下切開法の利点

・顔貌の自然な印象を損わないこと

・重瞼線皮膚切除術に比べダウンタイムが短いこと

・上眼瞼の減量により挙筋機能への負担を軽減し, 開瞼しやすくなること(表2)

・重瞼幅の調整に有用であること

・傷跡が目立ちにくいこと

など, 利点の多い方法である. 上眼瞼前葉組織が分厚く重く平面的な解剖学的特徴を持つアジア人は, 元来挙筋への負担が大きく, 上眼瞼の最も厚い皮膚と皮下組織を十分に切除できる眉毛下皮膚切除術は西洋人に比べ有用性が高いと言える. また, 高齢化社会の進行に伴い定年後も元気に人生を謳歌する社会的傾向から, 機能だけを改善するのではなく, より整容的に自然で美しく若々しい状態を望む患者は年々増加しており, その細かなニーズに応えるためにも眉毛下皮膚切除術と挙筋前転術・重瞼線皮膚切除術・重瞼術を上手く併用していく必要がある. これらを組み合わせて行った症例を紹介する(図9〜11).

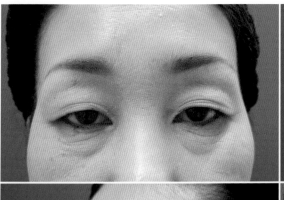
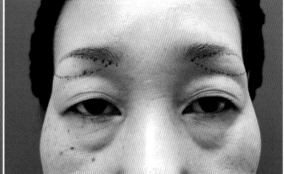
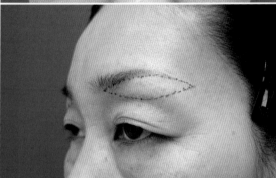
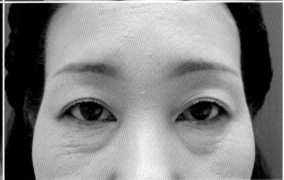

a | b
c | d
e |

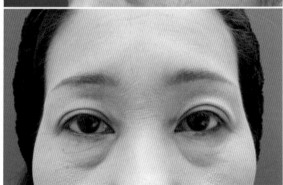

図 10. 眉毛下皮膚切除術と微小切開法による重瞼術の併用例(症例 4：44 歳，女性)

a：術前．瞼縁の露出(−)，MRD 右 3 mm，左 3 mm．眼瞼皮膚弛緩症の要素が主であるとわかる．前葉の厚い症例なので眉毛下皮膚切除の適応と判断する．

b：眉毛下皮膚切除のデザイン．最大切除幅は左右ともに 11 mm

c：アートメイクのラインに沿ってデザインする．

d：眉毛下皮膚切除後 1 年．MRD は両側ともに 5 mm に改善しているが，瞼縁の余剰皮膚が睫毛にかかり，メイクのしにくさを訴え，幅の広い重瞼線を希望したため重瞼術のみを追加することとした．

e：微小切開法による重瞼術後 2 か月，眉毛下皮膚切除術後約 2 年

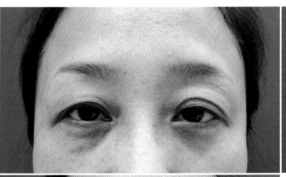
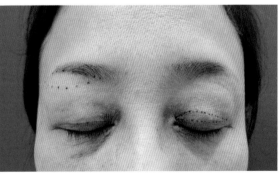

a | b
c |

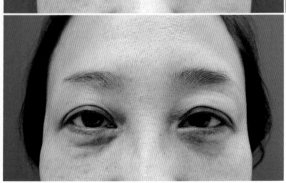

図 11. 眉毛下皮膚切除術と重瞼線皮膚切除術の併用例(症例 5：53 歳，女性)

a：初診時．重瞼線の左右差を主訴に来院．MRD は両側ともに 4 mm だが，左の外傷歴よりやや左の挙筋機能が弱い．

b：右は眉毛下皮膚切除術を，左は重瞼線皮膚切除術を行うこととした．最大切除幅：右 10 mm，左 7.5 mm

c：術後 8 か月．左の切除幅が不足しているため，後日左側も眉毛下皮膚切除術を追加することとした．

参考文献

1) 野平久仁彦ほか：高齢者に適した上眼瞼形成術. 日美外報. **28**：42-48, 2006.

2) 三宅伊豫子：いわゆる腫れぼったい目. 美容外科手術プラクティス. 市田正成ほか編. 52-53, 文光堂, 2000.

3) 林　寛子ほか：眉下皺取り術の効果. 日美外報. **25**(3)：114-118, 2003.
   Summary　眉毛下皮膚切除術を眼瞼皮膚弛緩症の手術として初めて発表したもの.

4) 平賀義雄：上眼瞼除皺術. 美容外科手術プラクティス. 市田正成ほか編. 65-68, 文光堂, 2000.

5) 出口正巳：手術による若返り術：上眼瞼. 形成外科. **51**：879-885, 2008.
   Summary　上眼瞼の手術について総論的にわかりやすくまとめられている. 重瞼線切開法のデザインや重瞼作成法について考え方が一致している.

6) 島倉康人ほか：若返り術：総論. 形成外科. **51**：871-878, 2008.

7) 宇津木龍一ほか：上眼瞼除皺術：適応と術式の選択. 形成外科. **46**：129-137, 2003.

8) 近藤雅嗣ほか：上眼瞼除皺術による老人性眼瞼下垂症の治療経験―年齢による皮膚切除幅の検討―. 形成外科. **53**：73-78, 2010.

9) 林　寛子ほか：上眼瞼除皺術―眉下切開法. 美容外科基本手技―適応と術式―. 酒井成身編. 17-19, 南江堂, 2008.

10) 林　寛子：皮膚切除術―重瞼線切開法. 眼手術学. 野田実香編. 322-329, 文光堂, 2013.

11) 村上正洋：眉毛下皮膚切除術. 眼手術学. 野田実香編. 330-339, 文光堂, 2013.
    Summary　眼科医の編集で詳細に眼瞼の治療が幅広く書かれている良書. 動画も見られる. 形成外科と眼科の両方の視点に立って書かれておりわかりやすい.

12) 林　寛子：【眼瞼の美容外科 手術手技アトラス】上眼瞼形成術：眉毛下アプローチ. PEPARS. **87**：59-66, 2014.
    Summary　眼瞼周囲の手術についてバランス良く掲載されており, 図説や写真も豊富. 詳細にわかりやすく手術の説明が書かれている.

13) 林　寛子：【眼瞼形成手術―形成外科医の大技・小技―】皮膚弛緩症：どこまでやるか. MB OCULI. **78**：43-52, 2019.
    Summary　眉毛下皮膚切除術と重瞼線皮膚切除術両方の利点と欠点, コツなどについて述べられている. 重瞼を作成する時の工夫についても書かれている.

Monthly Book OCULISTA
創刊5周年記念書籍

好評書籍

すぐに役立つ
眼科日常診療のポイント
―私はこうしている―

■編集　大橋裕一（愛媛大学学長）／村上　晶（順天堂大学眼科教授）／高橋　浩（日本医科大学眼科教授）

日常診療ですぐに使える！
　　診療の際にぜひそばに置いておきたい一書です！

眼科疾患の治療に留まらず、基本の検査機器の使い方から
よくある疾患、手こずる疾患などを豊富な図写真とともに
詳述！患者さんへのインフォームドコンセントの具体例を
多数掲載！
若手の先生はもちろん、熟練の先生も眼科医としての知識
をアップデートできる一書！ぜひお手に取りください！

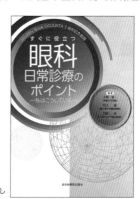

■2018年10月発売　オールカラー　B5判
■300頁　定価（本体価格 9,500円＋税）
■※Monthly Book OCULISTA の定期購読には含まれておりません

Contents

全日本病院出版会　〒113-0033　東京都文京区本郷3-16-4　Tel:03-5689-5989
www.zenniti.com　　　　　　　　　　　　　　　　　　　　　Fax:03-5689-8030

PEPARS No.160：58-69, 2020

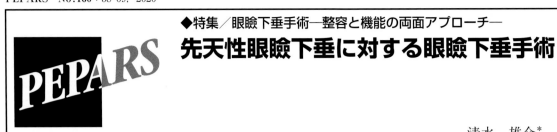

◆特集／眼瞼下垂手術—整容と機能の両面アプローチ—

先天性眼瞼下垂に対する眼瞼下垂手術

清水　雄介[*]

Key Words：眼瞼下垂(blepharoptosis)，先天性眼瞼下垂(congenital blepharoptosis)，眼瞼挙筋前転術(levator muscle advancement)，前頭筋吊り上げ術(frontal muscle suspension)，重瞼術(double eyelid surgery)

Abstract　　先天性眼瞼下垂では眼瞼挙筋の発達が見られないため，後天性眼瞼下垂と同様の手術を行うことは難しい．筆者は視機能の発達にも着目し，できるだけ早期の手術介入を行っている．基本的には早期の 0〜3 歳前後まではナイロン糸による前頭筋吊り上げ術，3 歳以降は症状に応じて，挙筋群前転術もしくは大腿筋膜移植による前頭筋吊り上げ術を施行している．ナイロン糸による前頭筋吊り上げ術の効果は一時的ではあるものの，侵襲が少ないために近年積極的に適応している．挙筋群前転術は軽度〜中等度の症例に適応する．開瞼抵抗となる組織を除去し，眼瞼挙筋に相当する変性した組織を瞼板に前転する．大腿筋膜移植は中等度〜重度の症例に適応する．できるだけ小さい筋膜を採取して Y 字型に細工した後，眉毛内皮下と瞼板を繋ぐように移植する．どの手術においても正面視における左右対称性の獲得を目標としている．それぞれの術式の注意点，限界について説明する．

はじめに

　先天性眼瞼下垂は上眼瞼挙筋へ向かう動眼神経からの分枝および挙筋自体の低形成・変性により発症する[1]．正常な眼瞼挙筋の発達がないために，後天性眼瞼下垂と同様の手術を行うことが難しい．外来ではしばしば遭遇する一般的な疾患でありながら手術時期や治療法についての統一した見解は得られていない．本稿では先天性眼瞼下垂の中で頻度の高い単純性眼瞼下垂について筆者が実践している治療戦略について紹介する．

診　断

　成人の眼瞼下垂では眼瞼位置や挙筋能力の測定により比較的容易に診断を行えるが，小児の場合は正確な診断が困難である．先天性動眼神経麻痺，重症筋無力症，斜視が原因で片眼を閉じているために眼瞼下垂と間違われる症例との鑑別も必要になる．具体的な重症度については上眼瞼と瞳孔の位置関係，挙筋能力の程度，眼瞼の左右対称性，眉毛の位置，頭位回旋の状態，下顎の位置などから総合的に判断するが，特に上眼瞼の位置（静的診断），挙筋能力の程度（動的診断）が重要である．

1．上眼瞼位置（静的診断）

　先天性眼瞼下垂の診断では上眼瞼と瞳孔中心の位置関係が最も重要である．可能な限り下顎挙上の代償を解消した正面視における上眼瞼の位置を把握する．頭位の角度により上眼瞼の位置が相対的に異なって見えるため注意が必要である（図 1）．正面視において瞳孔中心が上眼瞼に覆われている場合は積極的な治療を考慮する．また上下眼瞼の睫毛の角度，内反の程度についても把握しておく．

＊ Yusuke SHIMIZU，〒903-0215　沖縄県中頭郡西原町字上原 207 番地　琉球大学大学院医学研究科形成外科学講座，教授

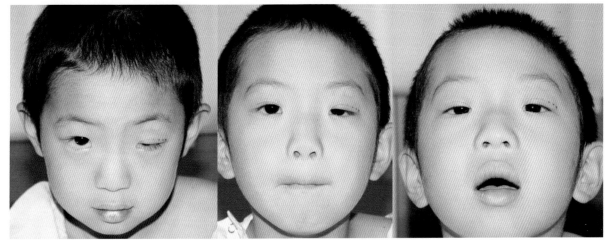

図 1. 頭位の角度による眼瞼位置の見かけ上の変化
左先天性眼瞼下垂の男児．頭位の角度を変化させることで左右の眼瞼の相対的位置が変化する．

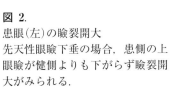

図 2.
患眼（左）の瞼裂開大
先天性眼瞼下垂の場合，患側の上眼瞼が健側よりも下がらず瞼裂開大がみられる．

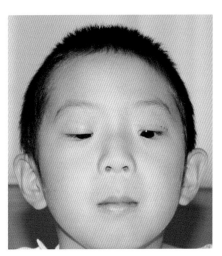

2．眼瞼挙筋能力（動的診断）

上眼瞼の動きを指標とした眼瞼挙筋能力の測定について，成人では 4 mm 以下を poor, 5～7 mm を fair, 8 mm 以上を good とすることが一般的だが，これを顔面の大きさに比しつつ小児に準用する．ただし 0～2 歳の小児においては測定が難しいため，左右対称性，代償行為としての下顎挙上の程度を含めて診察する．また可能であれば Bell 現象の有無，強さも確認する．4～5 歳頃になれば頭位を固定した正面視での挙筋機能の測定が可能となる．記録として正面視，上方視，下方視，閉瞼時の写真撮影をしておく．

3．後天性眼瞼下垂との鑑別

成人においても未治療の先天性眼瞼下垂を患っており，後天性眼瞼下垂との見極めが難しいことがある．その鑑別方法として最も大事な指標が「下方視における瞼裂開大」である．頭位を固定した状態における下方視で，先天性眼瞼下垂の場合は患側の上眼瞼が健側よりも下がらず，瞼裂開大の状態が見られる（図 2）．（通常，後天性眼瞼下垂の場合は健側よりも患側上眼瞼が下がっていることが多い．）これは先天性眼瞼下垂が眼瞼挙筋の変性により「上眼瞼が挙上しないだけでなく，挙筋のストレッチ機能が失われて尾側にも下がらず，スムーズな動きができない状態」であることに因ると考えている．

表 1. 当科の基本的な治療方針

	軽度～中等度	中等度～重度
0～3 歳	ナイロン糸による前頭筋吊り上げ術	
3 歳～	挙筋群前転術	大腿筋膜移植による前頭筋吊り上げ術

手術時期

成人の場合は本人の希望時に手術を行う．議論となるのは乳児～小児期である．小児期は視力・両眼視・視野などの視機能が発達する時期であり[2]，整容面の改善だけでなく，その視機能異常を見逃さずに積極的に治療を考慮していくことが必要になる．一般的には両眼視機能獲得のためには生後 1 歳 6 か月頃までに両眼で同時に物を見ることが必要とされる[3]．我々の施設では視機能面も重視し先天性眼瞼下垂の治療は 1 歳前後から行うことが有利と考えており，できるだけ早期の手術介入を行っている．

手術方針

受診時の年齢や眼瞼下垂の程度に応じた手術方針を提案している．我々の基本方針を表1に示す．基本的な考え方として，早期の 0～3 歳前後まではナイロン糸による前頭筋吊り上げ術，体重にもよるが 3 歳以降は症状に応じてナイロン糸による前頭筋吊り上げ術の追加，挙筋群前転術[※]，もしくは大腿筋膜移植術による前頭筋吊り上げ術を提案している．

[※]先天性眼瞼下垂では眼瞼挙筋が形成されておらず変性した組織（ミュラー筋も変性しているかについては検証が必要）となっているが，本稿ではこれらを挙筋群と仮称する．

手術方法

1．ナイロン糸による前頭筋吊り上げ術
A．適 応

症状の程度に関わらず 0～3 歳前後までは本法を第一選択としている．重症例で大腿筋膜による前頭筋吊り上げ術が必要な症例においても，3 歳以下では成長に伴う採取部の瘢痕が無視できず，

本法を一時的に選択する．3 歳以降の軽症例，保護者が侵襲的な手術に積極的になれない症例に対しても提案できる．日常的なテープによる眼瞼挙上の代わりとなり中期的な視野確保が可能となる．手術時間は片眼で 10～15 分前後，再発時の処置も実施しやすく侵襲も少ないため，近年は積極的に採用している．

長期的にみると顔面の成長に伴い移植したナイロン糸が相対的に短くなり眼瞼下垂が再発してくるため，あらためてナイロン糸吊り上げ術を追加する，別の方法を追加する等で対応することを想定し，保護者にも伝えておく．

B．デザイン

片側の場合は健側よりも重瞼幅が 1～3 割程度狭くなる睫毛側に仮想重瞼線をデザインする．両側の場合は睫毛より 2～3 mm 頭側に仮想重瞼線をデザインする．同線上に内側 2 か所(A1，A2)，中央 2 か所(B1，B2)，外側 2 か所(C1，C2)の計 6 か所，stab incision をおくデザインとする．またその 6 か所に対応するように，眉毛下にも内側(a1，a2)，中央(b1，b2)，外側(c1，c2)の計 6 か所に stab incision をおくデザインとする(図 3)．

C．切 開

角膜保護用コンタクトレンズを挿入後，エピネフリン入り 1%キシロカイン® を局注し 11 番メスで全ての部位を切開する．

D．瞼板通糸

内側(A1，A2)，中央(B1，B2)，外側(C1，C2)のいずれからでもよいが，本稿では内側(A1，A2)から始めることを想定して記述する．まず重瞼線側の A1 の切開に 5-0 ナイロン糸の針を通し，瞼板上縁を半層だけすくって糸をかけ A2 から刺出する．この際，結膜側に糸が露出しないよう十分注意する．この時点で針を落として糸だけを残す．次に対応する眉毛下側の(a1)の切開線から重

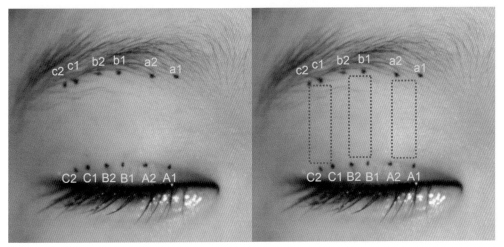

図 3. 仮想重瞼線上に 6 か所(A1〜C2)，眉毛下に 6 か所(a1〜c2)の切開線をおく．内側，中央，外側にそれぞれ 3 本の糸を矩形に移植するデザインとする．

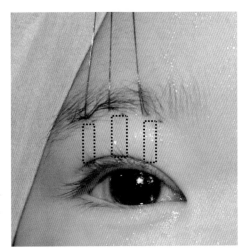

図 4.
3 本の 5-0 ナイロンがそれぞれ矩形に瞼板上縁と眉毛下真皮を繋ぎ，開瞼させたところ

瞼線側の A1 に 23 G 針を通し，瞼板を通したナイロン糸の片端を A1 から a1 に誘導する．この際，23 G 針を通す深さは眼輪筋下とする．また同様に糸の反対側の片端を A2 から a2 に通す．次に a2 から a1 に 23 G 針を通す．通す深さは真皮内〜真皮直下とする．a1 に出ていた糸の片端をこの 23 G 針に通して a2 に誘導する．これにより a2 から糸の両端が出ている状態となる．この時点で A1，A2，a1，a2 の 4 点を通過する矩形のデザインで 5-0 ナイロン糸が通されたことになる．

E．通糸追加

同様に中央の B1，B2，b1，b2 の 4 点に 5-0 ナイロン糸を追加する．また外側の C1，C2，c1，c2 の 4 点に 5-0 ナイロン糸を追加する．これにより 3 本の 5-0 ナイロン糸がそれぞれ矩形に重瞼線下瞼板上縁と眉毛下真皮を繋いでいる形となる(図 4)．

F．結 紮

3 本のナイロン糸をそれぞれ結紮する．この結びの強さにより眼瞼の挙上量が決定される．筆者はこの時点では可及的に強く糸を結紮し，眼瞼を最大限挙上している．もしも睫毛が強く外反する時は，必要に応じて対応する部分の糸を引き抜き，あらためて糸をかけ直す．

G．閉 創

縫合は特に必要なく，テープ固定等で患部を保護する．

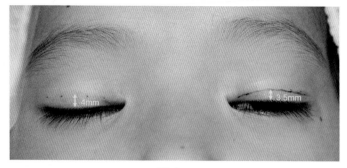

図 5.
左先天性眼瞼下垂（軽度）の女児
患側と健側で重瞼幅をわずかに変える．
左：挙筋群前転術予定（重瞼幅 3.5 mm）
右：埋没法 4 点による重瞼術予定（重瞼幅 4 mm）

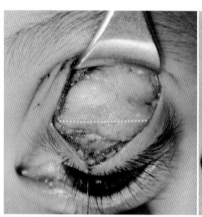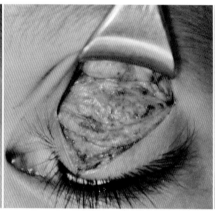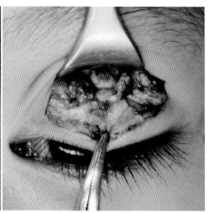

図 6. 左先天性眼瞼下垂（軽度）

a｜b｜c

a：眼窩隔膜を露出させ，翻転部（黄点線）を切開する．
b：眼窩脂肪の裏面に眼瞼挙筋が存在せず脂肪様の組織（眼瞼挙筋群；仮称）で置換されている．
c：眼瞼挙筋群を瞼板に前転したところ

H．術後管理

術直後から閉瞼不全をきたすために，角膜を保護するための眼軟膏塗布を奨励する．特に術後1～2週は夜間の睡眠時も完全に開瞼したままなので，眼軟膏塗布と眼球保護が必須となる．また眉毛―重瞼線間の組織が膨隆するが，術後2～4週程度で落ち着いてくる．膨隆の解消とともに眼瞼下垂が再発してくるが，術前よりは良好な状態を保てていることが多い．

2．挙筋群前転術

A．適 応

正面視で上眼瞼が瞳孔中心を完全に覆っていない軽症～中等度までの症例で，挙筋能力がfair～goodと比較的保たれている症例に対して施行する．

B．デザイン

切開線は健側よりも重瞼幅が1～3割程度狭くなるように睫毛側にデザインすることが多い（図5）．閉瞼時の重瞼幅に左右差を生じるが，正面視時における見かけの重瞼幅は整いやすい．瞼縁に沿って自然なカーブとなるようにデザインする．

C．アプローチ

エピネフリン入り1％キシロカイン®を局注後，15番メスで切開する．睫毛側の眼輪筋の間を割って入り瞼板前に到達後，瞼板前組織を少量切除して瞼板前面を露出させる．次に頭側眼輪筋下を剝離して眼窩隔膜を露出し（図6-a），眼窩隔膜翻転部よりやや頭側を切開して眼窩脂肪を露出する．眼窩脂肪を頭側に剝離して眼瞼挙筋が存在するは

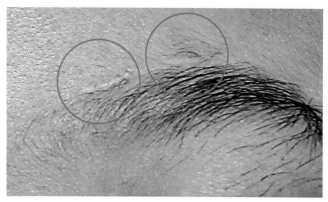

図 7. 眉毛上の瘢痕は時に目立つ.

ずの層を露出させるが,正常と異なり眼瞼挙筋が存在せず脂肪様の組織で置換されている(図6-b).(この組織の裏面にはミュラー筋が存在すると考えられるが,症例により組織の様子が異なる.)また開瞼抵抗となっている横走靱帯などが存在している場合は切離し,状況によって外角切開も加える.これにより眼瞼挙筋群のストレッチが効くようになり,上眼瞼全体が尾側にもしっかりと伸びるようになる.

D. 挙筋群前転

6-0 プロリーンを用いて眼瞼挙筋群を瞼板に前転する(図6-c).深麻酔下では開瞼の程度の調節が難しいが,術前の状況を鑑みながら瞳孔上縁が見えるレベル付近まで上眼瞼を挙上する.その際,術前の健側上眼瞼形態を写真でよく確認する.眼瞼ピークの位置が内側か,正中か,外側か,また瞼縁カーブの状態がどのようになっているかを細かく把握することが肝要である.

E. 閉創・重瞼作成

閉創は 6-0 プロリーンもしくは 7-0 ナイロンを用いて睫毛側皮膚,眼瞼挙筋群の断端,頭側皮膚を縫合し重瞼を作成する.眼瞼挙筋群の断端が厚く縫合に適さない場合は,周囲の組織を適宜利用して重瞼線を作成する.健側が一重瞼の場合は予め本人もしくは保護者に希望を聞いておき,健側重瞼術を追加するか,患側重瞼線を作成しないことで対応する.

3. 大腿筋膜移植による前頭筋吊り上げ術

A. 適 応

正面視で上眼瞼が瞳孔中心を完全に覆っている中等度〜重症例で,挙筋能力が poor〜fair の症例に対して施行する[4].相対的禁忌は眉毛下垂症例や顔面神経麻痺などで眉毛挙上が難しい症例である.

B. デザイン

眼瞼の切開部位は眼瞼挙筋群前転術と同様,健側の重瞼線の位置よりも 1〜3 割程度狭くなる睫毛側にデザインする.大腿筋膜の吊り上げ先は術前の健側眼瞼形態をよく把握して決定する.眼瞼縁が最も高くなる位置から頭側に垂線を引いた眉毛内に約 5 mm の横方向の切開線をデザインする.切開部位を眉毛上でなく眉毛内にすることにより,採取する大腿筋膜量を減らせるだけでなく,眉毛上の目立つ瘢痕を避けることができる(図7).

C. アプローチ

眼瞼部の切開は眼瞼挙筋群前転術のアプローチと同様の手順で行う.眉毛内切開は眼輪筋下,眼窩骨膜上まで行う.

D. 挙筋群前転

眼瞼挙筋群前転術のアプローチと同様の手順で行う.開閉瞼を妨げる靱帯・組織を切離して挙筋群がスムーズにストレッチするようにしてから瞼板に前転固定する.前転した組織が,その後の大腿筋膜移植を妨げるほどの厚みになる時は一部切除することも考慮する.

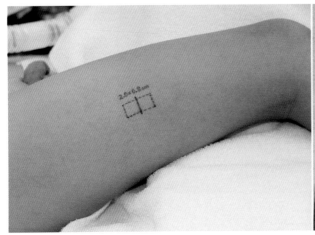

a．大腿筋膜採取部

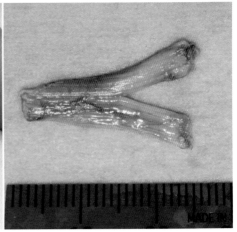

b．Y字型に細工した大腿筋膜

図8．

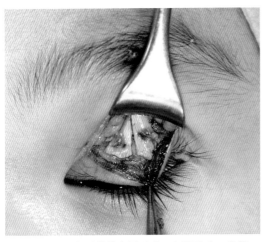

図9．逆Y字型筋膜を眉毛内から眼瞼内に移植
し，瞼板に固定する．

E．大腿筋膜採取

大腿外側に約1cmの切開から2.0～3.0cm×
0.8cmの大腿筋膜を採取する（図8-a）．大腿皮下
組織の厚みにもよるが，不必要な採取部瘢痕を避
けるために切開線はできるだけ短くする．採取し
た大腿筋膜はY字型に細工する（図8-b）．

F．大腿筋膜移植

眉毛内切開に先細のモスキートを通して愛護的
に組織を剝離し，眼窩骨膜上から眼窩脂肪内にト
ンネルを作成する．この剝離が浅くなりすぎると
眼輪筋直下に移植された筋膜が，術後bowingを
起こして形が透けることがあるため注意を要す
る．採取した筋膜をモスキートに挟んで眼瞼部か
ら眉毛内に引き出し，逆Y字型に移植を行う．

（前転された挙筋群の組織の表層に大腿筋膜を移
植する．）逆Y字型の左右の二股はそれぞれ2針ず
つ6-0プロリーンで瞼板上縁に縫着する（図9）．

G．閉創・重瞼作成

眼瞼挙筋群前転術のアプローチと同様の手順で
行う．重瞼作成時には瞼板に縫着した大腿筋膜の
余剰部を利用するが，長さが適当でない時は拘泥
しすぎない．大腿筋膜移植による吊上げで眼瞼後
葉が引き上げられ眼瞼前葉が余る場合は，適宜余
剰皮膚を切除して重瞼幅を整える．

症　例

症例1：2歳0か月，女児（図10）

生下時より右眼瞼下垂（重度），左眼瞼下垂（軽
度）を認めた．右眼の弱視予防，左右のバランスを
とることを目的に右眼のみナイロン糸による前頭
筋吊り上げ術を施行した．術後，顔面の発達とと
もに徐々に眼瞼下垂が再発しているが，術前より
はバランスがとれている．今後更なる治療の追加
を検討している．

症例2：1歳8か月，女児（図11）

生下時より18番染色体部分欠失，重度の両側眼
瞼下垂を認め，著明な下顎挙上位をとっていた．
ナイロン糸による前頭筋吊り上げ術を施行し眼瞼
を挙上した．保護者によると術後はかなり機嫌が
よくなり笑顔が増えたとのことであった．今後の
眼瞼下垂再発に備えて更なる治療を検討している．

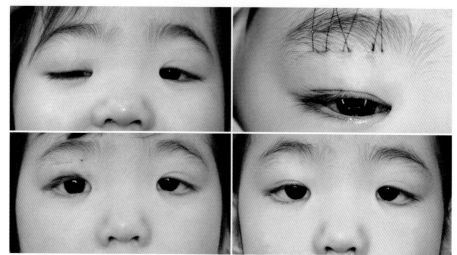

a|b
c|d

図 10. 症例1：2歳0か月，女児．右先天性眼瞼下垂（重度）
　a：術前
　b：術中．3本のナイロン糸を通しているところ．糸の結紮前
　c：術後1週．眉毛―瞼縁間の組織は膨隆している．
　d：術後6か月．再発がみられるが術前よりは矯正されている．創は全く目立たない．

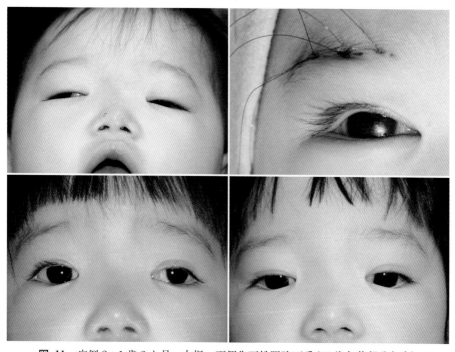

a|b
c|d

図 11. 症例2：1歳8か月，女児．両側先天性眼瞼下垂（18染色体部分欠失）
　a：術前
　b：術中．ナイロン糸結紮後で眼瞼は最大挙上されている．
　c：術後6か月，正面視
　d：術後6か月，下方視

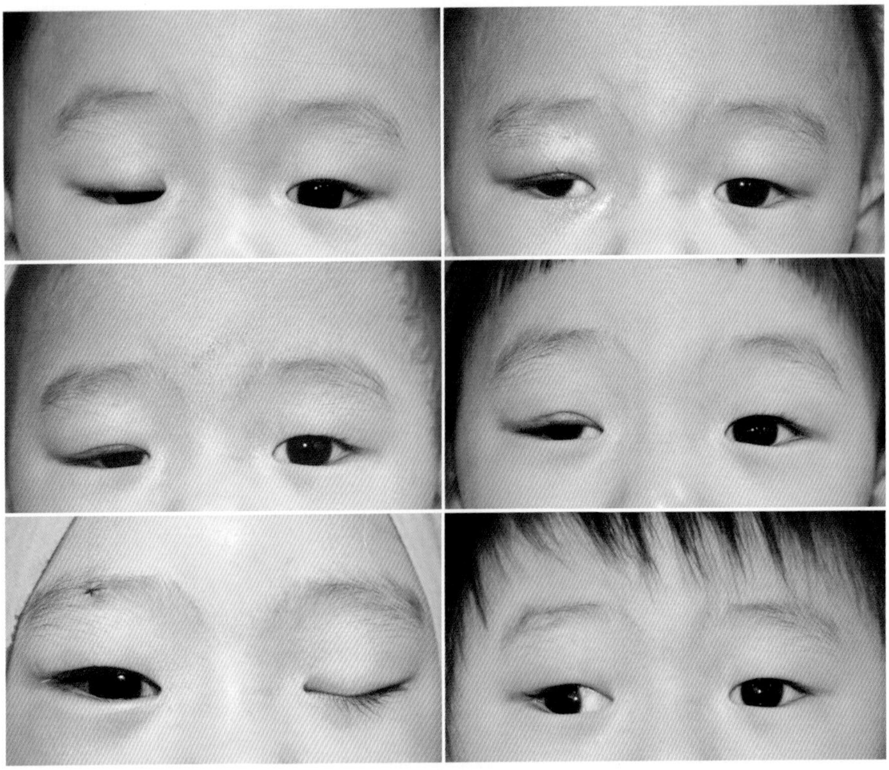

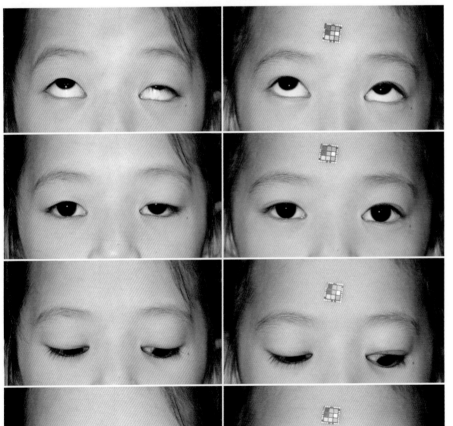

図 12.

症例3：1歳9か月，男児

右先天性眼瞼下垂（重度），右
外斜視

a：正面視

b：ナイロン糸移植後1か月

c：ナイロン糸移植後3か月

d：ナイロン糸移植後1年

e：3歳0か月時．大腿筋膜
　　移植の術中

f：大腿筋膜移植後1か月

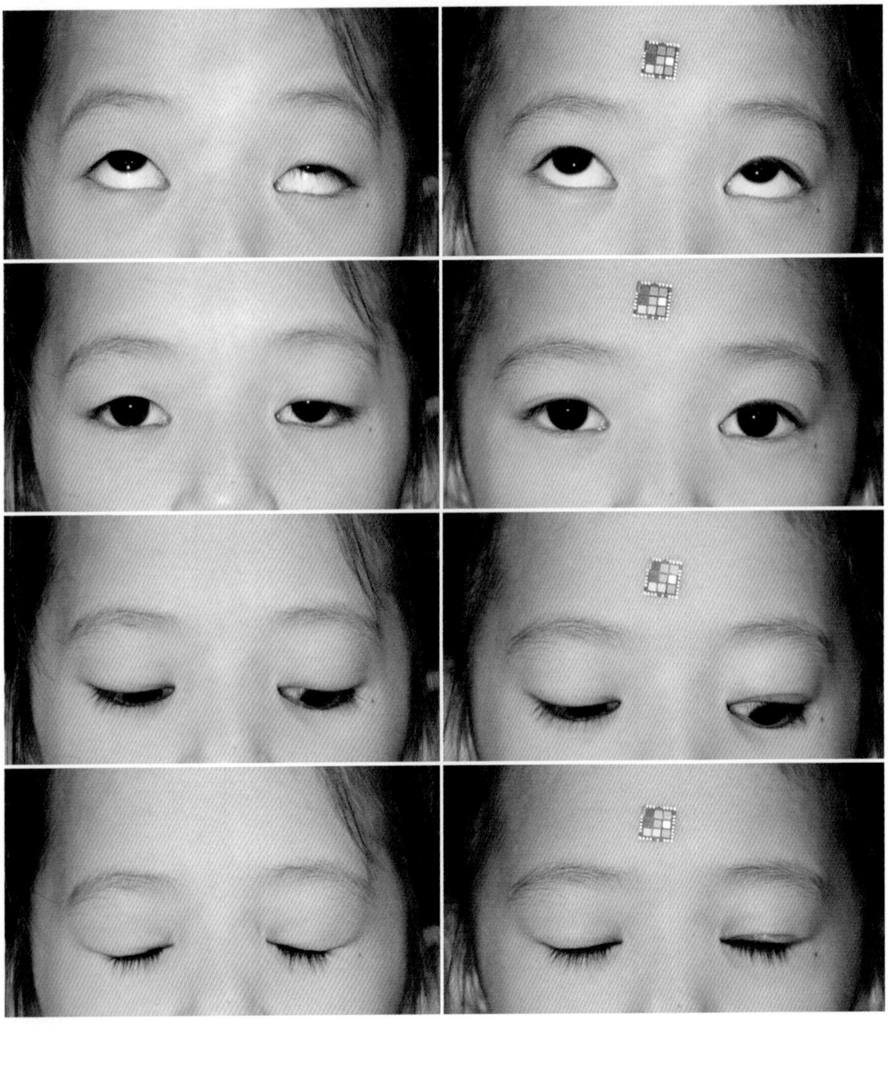

図 13.

症例4：8歳，女児

左先天性眼瞼下垂（軽度）

左：挙筋群前転術

右：埋没法による重瞼術

a：術前，上方視

b：術前，正面視

c：術前，下方視

d：術前，閉瞼

e：術後1年，上方視

f：術後1年，正面視

g：術後1年，下方視

h：術後1年，閉瞼

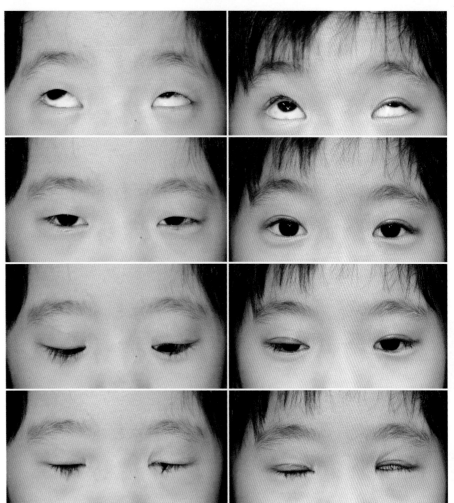

図 14.
症例5：6歳，女児
左先天性眼瞼下垂（中等度）他
院術後
左：挙筋群前転術
右：埋没法による重瞼術
両側睫毛内反術後瘢痕修正術
a：術前，上方視
b：術前，正面視
c：術前，下方視
d：術前，閉瞼
e：術後6か月，上方視
f：術後6か月，正面視
g：術後6か月，下方視
h：術後6か月，閉瞼

症例3：1歳9か月，男児（図12）
　生下時より右眼瞼下垂（重度），右斜視を認め
た．1歳9か月時にナイロン糸による前頭筋吊り
上げ術を施行し眼瞼挙上を行った．効果が見られ
なくなってきたため，3歳0か月時に大腿筋膜移
植術を行った．両親の希望もあり重瞼作成は行わ
なかった．重度の症例では顔面の成長に伴い眼瞼
挙上の効果が減弱するため，追加の手術が必要に
なる可能性が高い．

症例4：8歳，女児（図13）
　生下時より左眼瞼下垂（軽度）を認めた．左眼に
挙筋群前転術，右眼に埋没法による重瞼術を施行
した．術後の正面視では対称性を得られている．
ただし上方視では患側の眼瞼挙上が追いつかず，

下方視では lid lag を認め，閉瞼時も下に凸の眼瞼
形態を得られていない．

症例5：6歳，女児（図14）
　生下時より左眼瞼下垂，両側下眼瞼睫毛内反を
認めた．他院で手術がなされたが，開きが弱く，
予定していた重瞼が作成されなかったため当科を
受診した．左眼に挙筋群前転術，右眼に埋没法に
よる重瞼術，両下眼瞼瘢痕形成術を行った．術後
の正面視ではある程度の左右対称性が得られてい
るが，上方視では患側の眼瞼挙上が追いつかず，
下方視では lid lag を認め，完全閉瞼も難しい状態
となっている．定期的な眼科検査を実施している
が角膜に傷はついていない．

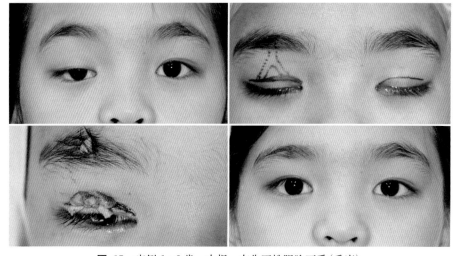

a	b
c	d

図 15. 症例6：8歳，女児．右先天性眼瞼下垂（重度）

右：大腿筋膜移植による前頭筋吊り上げ術

a：術前

b：術前デザイン．右重瞼線は左重瞼線よりわずかに狭くし，余剰皮膚を切除するデ
　ザインとしている．

c：術中．逆Y字型の大腿筋膜を眉毛内から眼瞼に移植したところ

d：術後6か月，正面視

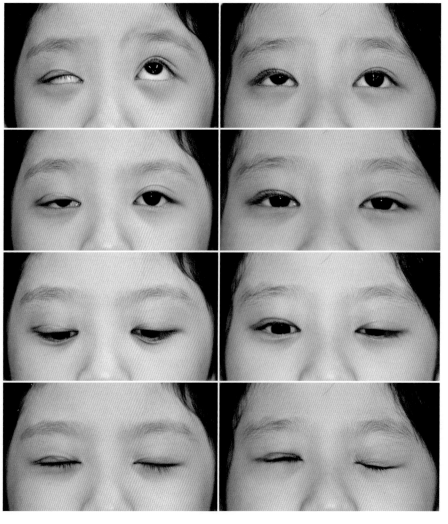

a	e
b	f
c	g
d	h

図 16.

症例7：6歳，女児

右先天性眼瞼下垂（重度），他
院術後

　右：大腿筋膜移植による前頭
　　　筋吊り上げ術

　左：埋没法による重瞼線修正
　　　術

a：術前，上方視

b：術前，正面視

c：術前，下方視

d：術前，閉瞼

e：術後1年，上方視

f：術後1年，正面視

g：術後1年，下方視

h：術後1年，閉瞼

症例 6：8 歳，女児(図 15)

　生下時より右先天性眼瞼下垂(重度)を認め，大腿筋膜移植による前頭筋吊り上げ術を施行した．皮膚を少量切除しつつ健側の重瞼幅よりわずかに狭くするデザインとした．開瞼抵抗となる靭帯の切除，挙筋群前転，逆 Y 字型大腿筋膜移植を施行した．術後の正面視における対称性は得られている．

症例 7：6 歳，女児(図 16)

　生下時より右先天性眼瞼下垂(重度)を認めた．他院で眼瞼挙上術が行われたが，開きが弱く，重瞼線上の肥厚性瘢痕も認めたため当科を受診した．右眼に大腿筋膜移植術，瘢痕修正術，左眼の広い重瞼線の位置変更のための埋没法による重瞼術を施行した．術後の正面視では改善が得られているが，下方視，閉瞼時の左右差は目立つ．

まとめ

　先天性眼瞼下垂では正常な眼瞼挙筋が存在せず，左右の眼瞼ストレッチ機能が違うため，手術で完全な左右対称性を得ることは難しい．そこで筆者は本手術の主目標を「正面視において可及的に左右対称性を得ること」としている．患者さんの御家族には，「患眼は上方視で健眼に追い付か ないこと，逆に下方視では瞼裂開大を認め lid lag が術前より目立つこと」を予めお伝えし，下方視においては顎を引いて lid lag が目立たなくすることを指導している．

　また術後に睫毛内反・外反，重瞼幅の左右差が残存する可能性があること，小児においては顔面の成長に伴う眼の形態・大きさが変化すること，重症例では閉瞼不全を認めやすく特に高齢者においてはドライアイ症状が悪化する可能性があること等から，タッチアップ手術が必要になる可能性が高く，それらに対応する能力を身に着けてから治療に介入することが重要である．

参考文献

1) 楠本健司，竹本剛司：眼瞼下垂発症の機序と分類．形成外科．**53**：5-13，2010.
2) 根本裕二：先天性眼瞼下垂と視機能．形成外科．**62**：257-267，2019.
3) 野口昌彦ほか：先天性眼瞼下垂に対する治療戦略．形成外科．**53**：15-25，2010.
4) Shimizu, Y., et al.：Intra-eyebrow frontalis suspension using inverted Y-shaped short autogenous fascia lata for blepharoptosis with poor levator function. J Plast Reconstr Aesthet Surg. **68**：49-55, 2015.

実践アトラス

美容外科注入治療
改訂第2版

征矢野進一（神田美容外科形成外科医院 院長）　著

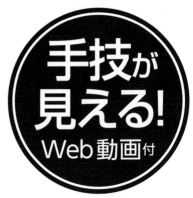

動画付きで手技がさらにわかりやすくなった改訂第2版！
コラーゲン、ヒアルロン酸等の各種製剤を用いた美容注入治療の施術方法について、実際の症例で皺や陥凹の治療について詳述しているのはもちろん、日々の診療で使用する備品や薬剤についても解説しています。さらに実際の手技を動画で確認し、より理解を深めることができます。皮膚科、美容外科、形成外科はもちろん、これから美容注入治療を始めたい医師の方々にぜひ手に取っていただきたい一書です。

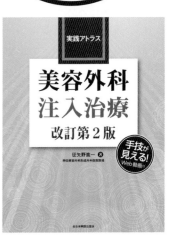

A4変形判　オールカラー　182頁　定価（本体価格9,000円＋税）

2018年4月発行

全日本病院出版会　〒113-0033 東京都文京区本郷3-16-4　Tel:03-5689-5989
www.zenniti.com　Fax:03-5689-8030

PEPARS No.160：71-76, 2020

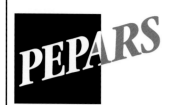

◆特集／眼瞼下垂手術─整容と機能の両面アプローチ─

他施設手術後の変形症例とその修正手術の実際

山下　建[*1]　四ッ柳高敏[*2]

Key Words：眼瞼下垂(blepharoptosis)，修正手術(revision surgery)，二次的手術(secondary blepharoplasty)，挙筋前転術(aponeurosis tucking)，前頭筋吊り上げ術(frontalis muscle suspension)

Abstract　　眼瞼下垂手術はますます普及しており，安定した結果が得られてきている反面，不満足な結果となり，修正手術を希望される患者も少なくない．しかし，特に他施設で手術後の変形症例では，詳細が不明であり，修正手術時にはじめてその原因が判明することもある．瘢痕形成や癒着など，各々の原因を把握し，それぞれに対応できるような術式の選択により，変形を改善することができる．また，患者には不安感を与えないように，原因により術式の変更や二次的手術が必要となる可能性を含めた，十分な術前説明と同意が必要である．

はじめに

眼瞼下垂に対する手術は，高齢化やコンタクトレンズの長期装用などに伴い，多くの施設で行われるようになり，比較的安定した結果が得られるようになってきている．一方で，好まれざる結果となり，修正手術を希望して訪れる患者数も増加しているのが実情である．特に，一度他施設にて手術が行われた後の修正は，手術の詳細も不明であり，瘢痕が形成され，解剖学的な位置異常も生じており，困難をきたす．しかし，多くの場合，その問題となった原因を把握して対応すればかなりの改善が得られる．主な変形とその対処法は表1のごとくであり，本稿ではそれぞれに対し，症例を提示しながら述べる．

[*1] Ken YAMASHITA，〒060-8543　札幌市中央区南1条西16丁目291番地　札幌医科大学形成外科，講師
[*2] Takatoshi YOTSUYANAGI，同，教授

各症状の原因と対処法

I．機能的変形を主とする

A．過大開瞼

1）挙筋腱膜前転術後

＜原　因＞

挙筋腱膜を瞼板に固定する糸が筋腱移行部か，さらに頭側の挙筋自体にかけられている場合に生じる．初回手術時，もともと挙筋機能が弱い，挙筋腱膜の可動性が不十分であった，または局所麻酔の影響が挙筋にまで及び，無理に前転した結果による．

＜対処法＞

挙筋腱膜は切除されていたり，瘢痕化して短縮している場合が多い．固定されていた糸を除去し，挙筋腱膜を瞼板上の瘢痕から続く組織として挙上し，挙筋腱膜後転術を行う[1)2)]．

2）前頭筋吊り上げ術後（症例1）

＜原　因＞

そもそも吊り上げ位置が高すぎた場合と，移植

表 1. 他施設手術後の主な変形とその対処法

			A. 挙筋腱膜前転術後	B. 筋膜吊り上げ術後
I. 機能的変形を主とする	1. 過大開瞼		挙筋腱膜後転術 眼瞼後退術	筋膜再固定術 筋膜離断術（**症例 1**）
	2. 開瞼量不足		挙筋腱膜再前転術（**症例 2**） 挙筋短縮術	筋膜再固定術 他材料による再吊り上げ術
II. 整容的変形を主とする	1. 重瞼不整		余剰皮膚切除術，重瞼作成術	
	2. 予定外重瞼線		重瞼吊り上げ術（**症例 3**）	

した筋膜組織が短縮し，眼瞼後退を呈している場合に生じる．筋膜は一般的に，術後経過で短縮する傾向があり，その点も考慮し，初回手術時に過度に挙上しないことが肝要である．

＜対処法＞

術直後で移植筋膜が癒着前であれば，筋膜固定位置を変更する．術後時間が経過し癒着が生じている場合は，移植筋膜を剝離後，L字や斜めに切離して筋膜同士をずらして縫合するか，筋膜を切断後にスペーサーを移植して開瞼量を下げる[3]．

B．開瞼量不足

1）挙筋腱膜前転術後（症例 2）

＜原　因＞

初回手術時，瞼板への固定位置に不備があったり，眼窩隔膜，低位横走靭帯，挙筋腱膜の内角・外角などの開瞼にかかわる抵抗組織が十分除去されていないと生じる．挙筋腱膜に対する抵抗組織が未処理であると，開瞼が得られない[4)5]．または経過中に固定していた糸が外れたり，腱膜が断裂した場合でも生じる[1]．

＜対処法＞

瞼板への確実な固定を行う．また，それまで動いていなかった挙筋腱膜に可動性を持たせることが必要である．低位横走靭帯を切断し，内角・外角を切離するなど抵抗組織の除去を行った上で，挙筋腱膜を再前転する[4]．挙上が得られない場合は，挙筋腱膜とMüller筋を一塊として挙上する挙筋短縮術も必要になる．

2）前頭筋吊り上げ術後

＜原　因＞

先天性で全身麻酔下に手術を行った場合，筋膜の極端な短縮を危惧して吊り上げ量を抑えると生じる．また筋膜の重瞼部や眉毛部での固定が外れることでも生じる．

＜対処法＞

術直後であれば，眉毛部や重瞼部の切開から筋膜を固定し直す．術後時間が経過している場合は瘢痕や癒着が高度であることが多く，筋膜の再移植術や，他材料による再吊り上げ術が必要になる．

II．整容的変形を主とする

A．重瞼不整

1）狭い重瞼幅

＜原　因＞

もともと重瞼線が低い位置で設定されてしまったか，余剰皮膚や眼輪筋が十分に切除されていない場合に生じる．また，作成した重瞼が浅くなり，見かけ上狭くなっていることもある．

＜対処法＞

重瞼線の瘢痕を含めた，または重瞼線より頭側の余剰皮膚と眼輪筋の切除のみで修正が可能であることが多い[6]．皮膚に余剰がない場合は作成する重瞼線より頭側の眼輪筋のみ切除すると改善が得られる．

2）広い重瞼幅

＜原　因＞

高い位置での重瞼線の設定，余剰皮膚の過剰切除，意図しない癒着，腫脹の遷延などにより生じる．厚い瞼板前組織，深く陥凹した重瞼線を合併することもある[7]．

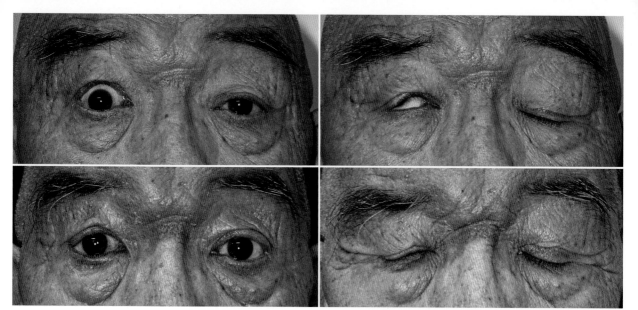

<table>
<tr><td>a</td><td>b</td></tr>
<tr><td>c</td><td>d</td></tr>
</table>

図 1. 症例 1：73 歳，男性．右過大開瞼
a，b：術前(a：開瞼時，b：閉瞼時)
c，d：術後 2 年(c：開瞼時，d：閉瞼時)

<対処法>

　皮膚が余剰である場合は皮膚切除と頭側の剝離で修正可能であるが，無理に重瞼幅を狭くすると兎眼などの機能的変形を引き起こす．皮膚が不足している場合は皮膚切開のみとし，剝離を十分に行い，重瞼線頭側の皮膚の可動性を得る．ただし，手術中に左右を合わせても，腫脹の遷延や再癒着を生じ，修正は困難であることが多い[2]．

B．予定外重瞼線(症例 3)

<原　因>

　手術操作による広範な剝離や過剰な組織切除により，挙筋腱膜前面と皮下，眼輪筋下で広範に癒着を起こすことで生じる．広い重瞼幅と合併することもあり，発生を抑制するためには初回手術時に眼輪筋の切除幅を皮膚切除幅の1/2に留めるなど，切除される組織を極力少なくし，癒着部位に介在組織として充填する工夫が必要である[5]．

<対処法>

　眼輪筋下，および皮下にて十分に癒着を解除する．遊離脂肪や筋肉などを介在組織として移植する方法もあるが，重瞼から眉毛まで皮下にナイロン糸を通し，確実に重瞼を作成する重瞼吊り上げ術を行うだけでも修正可能な場合が多い[8]．ただ

し，腫脹の軽減や瘢痕の成熟により消失する例も多いため，発生してもすぐには外科的修正を行わず，経過観察を行ってから判断すべきである．

症　例

　症例 1：73 歳，男性

　他院にて右眼窩内腫瘍摘出術後の眼瞼下垂症に対し，大腿筋膜移植による前頭筋吊り上げ術を受けたが，変形が残存したため当科を紹介受診した．受診時の瞼裂縦径(palpebral fissure height；以下，PFH)は 12 mm/8 mm，瞼縁角膜反射間距離(margin reflex distance-1；以下，MRD-1)は ＋7 mm/＋3.5 mm，挙筋機能(levator function；以下，LF)は 1 mm/10 mm であった．右眼瞼皮下に硬い瘢痕を認め，過大開瞼，上三白眼を呈し，閉瞼不全および lid lag を認めた．

　局所麻酔下に修正術を施行した．重瞼線を切開し，前医での移植筋膜を同定．十分に剝離した後，斜めに筋膜を切離し，瞼縁を健側に合わせた位置まで下げ，筋膜同士を再縫合した．術後 2 年にて閉瞼不全なく，PFH は 8 mm/8 mm，MRD-1は ＋3 mm/＋3 mm と左右対称を維持している．

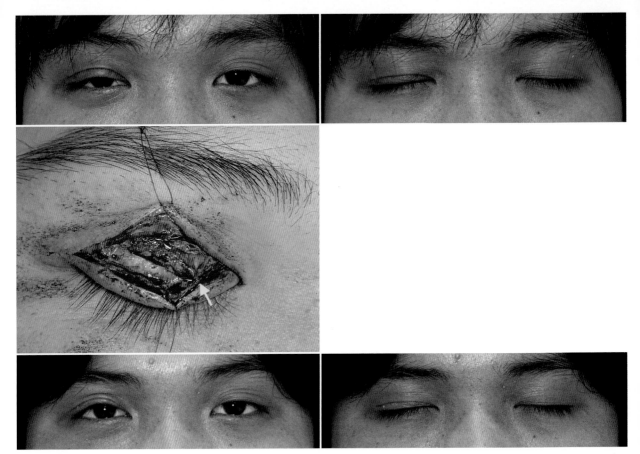

図 2. 症例 2：25 歳，男性．左開瞼量不足
a，b：術前（a：開瞼時，b：閉瞼時）
c：手術時．黄矢印：腱膜の瞼板への固定は内側のみ残存していた．
d，e：術後 4 か月（d：開瞼時，e：閉瞼時）

a	b
c	
d	e

症例 2：25 歳，男性

右眼瞼下垂症に対し，他院にて挙筋腱膜前転術を受けたが，開瞼量が変化せず，修正目的に当科を紹介受診した．受診時の PFH は 5 mm/7 mm，MRD-1 は＋0 mm/＋3 mm，LF は 10 mm/12 mm であった．右上眼瞼は下垂し，重瞼線に一致した瘢痕を認めた．

局所麻酔下に右挙筋腱膜再前転術を施行した．前回の瘢痕に沿って切開し挙筋腱膜上で剝離したところ，前医にて挙筋腱膜を固定していたナイロン糸が同定されたが，内側のみ固定が残存し，中央の瞼板への固定は外れていた．外角・内角を切離し，挙筋腱膜を瞼板にポリプロピレン糸にて 3 針確実に固定した．術後 4 か月にて PFH は 6.5 mm/6.5 mm，MRD-1 は＋3 mm/＋3 mm と開瞼が得られた．

症例 3：29 歳，女性

左眼瞼下垂症に対し，他院にて挙筋腱膜前転術を 2 回受けた．挙上は得られたが，術後に予定外重瞼線を認めたため，修正目的に当科を受診した．受診時の PFH は 9 mm/9 mm，MRD-1 は＋4 mm/＋4 mm，LF は 12 mm/11 mm であった．左の重瞼幅は広く，皮膚は厚く，頭側に予定外重瞼線を認めた．

修正手術では，局所麻酔下に作成する重瞼の位置から切開した．切開線から，頭側の予定外重瞼線を越えて皮下および眼輪筋下で眼窩上縁まで剝離し，瞼板を貫通させるように，ナイロン糸を用いた重瞼吊り上げ術を施行した．術後 1 年にて PFH は 7 mm/7 mm，MRD-1 は＋4 mm/＋4 mm と左右差は見られず，予定外重瞼線の再発を認めない．

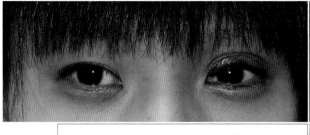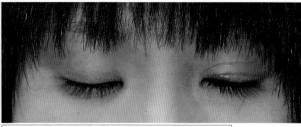

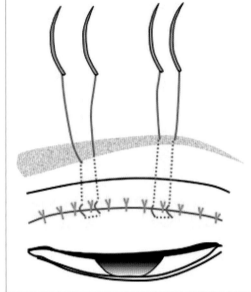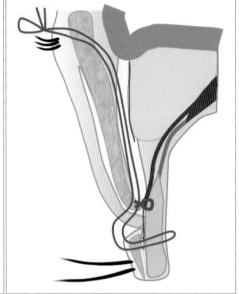

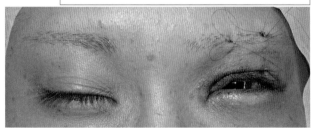

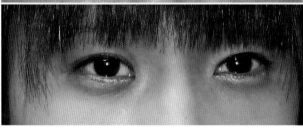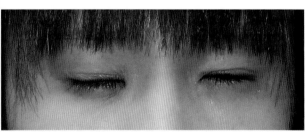

a	b
c	d
e	
f	g

図 3. 29 歳,女性.予定外重瞼線

a,b:術前(a:開瞼時,b:閉瞼時)

c,d:重瞼吊り上げ術のシェーマ

　c:角膜の外側縁と内側縁の 2 か所で行う.

　d:瞼板から刺入し,重瞼をまたぐようにして眼輪筋下で眉毛まで
　　通糸し,眉毛部でナイロン糸を締めると重瞼線が引き上げられて
　　折りたたまれる. 1 週間後に抜糸する.

e:手術時.努力閉瞼をしても手術側は開瞼状態が維持されている.

f,g:術後 1 年(f:開瞼時,g:閉瞼時)

まとめ

　他施設手術後に変形した症例の修正では，手術の詳細がわからず，皮膚切開，剝離してはじめて変形の原因がわかることも少なくない[3]．したがって，考えられる原因と，それぞれに対応する術式を術前に患者に提示しておき，術中に判断することになる旨の理解を十分得ておくこと，また状態によっては二次的な修正が必要となる可能性にも言及しておくことが望ましい．治療にあたっては，挙筋腱膜や移植筋膜周囲の瘢痕や抵抗組織の除去により，まず眼瞼が可動する環境を作成し，かつ再発が生じないような工夫を行うことが重要である．また，整容的変形では修正が困難な場合も少なくないが[2,6,9]，患者の希望を把握し，可能な限り高い満足を得ることができるような修正が必要である．

参考文献

1) 青木恵美ほか：眼瞼下垂症に対する挙筋腱膜前転術後の再手術原因．日美外報．**34**：9-14, 2012.
　Summary　100 例中 22 例の再手術症例の検討から，適切な前転量の診断が重要と報告している．
2) 倉片　優：重瞼術後変形の修正．重瞼術―私のコツ．形成外科．**50**：1017-1022, 2007.
　Summary　整容的変形への対処法を具体的に報告している．
3) 野平久仁彦ほか：眼瞼下垂症術後変形の治療．形成外科．**58**：1191-1198, 2015.
4) 渡辺彰英：1. 眼瞼眼窩 3. 眼瞼下垂症術後の修正方法．眼科最新手術．眼科．**53**：1365-1371, 2011.
　Summary　過矯正に対する修正術を写真入りで詳細に報告し，修正回避のポイントも示している．
5) 山下　建ほか：形成外科医の考える機能面と整容面の改善を両立させた眼瞼下垂の治療．形成外科．**62**：279-287, 2019.
6) 土井秀明：【眼瞼形成手術―形成外科医の大技・小技―】美容外科で行うタッチアップサージャリー．MB OCULI．**78**：87-92, 2019.
7) Cho, I. C.：Secondary upper blepharoplasty. The art of blepharoplasty. 1st ed. Cho, E. H., ed. 99-138, Koonja Publishing, Inc. South Korea, 2017.
　Summary　重瞼術後合併症の修正手術を詳細に解説している．
8) 菅原康志ほか：予定外重瞼線の修正．セレクト美容塾・眼瞼．改訂第 2 版．美容塾編．176-182, 克誠堂出版, 2009.
　Summary　二次修正手術法を臨床例とともに紹介しており，術式選択の際に非常に役立つ．
9) 野田実香：他院での眼瞼下垂手術の修正―眼科的機能障害からの回復―．日美外報．**38**：11-18, 2016.

化粧医学

好評

—リハビリメイクの心理と実践—

編著　かづきれいこ
（REIKO KAZKI 主宰）

皮膚科、形成外科、眼科、歯科、婦人科、精神科、さらに看護の現場などで活躍！

様々なシーンで QOL 向上に適応があるリハビリメイク。執筆陣である各診療科医師の詳細な症例解説と、症例の病態・背景を考慮したかづきれいこのメイク実践のコラボレーションで、リハビリメイクをより深く学べる 1 冊！

■ 2018 年 2 月発売　B5 判　144 頁　オールカラー
■ 定価（本体価格 4,500 円＋税）

化粧医学
—リハビリメイクの心理と実践—
編著 かづきれいこ

皮膚科、形成外科、眼科、歯科、婦人科、精神科など
多くの臨床現場で活かせる！
**QOL 向上のための
リハビリメイクという選択肢**
全日本病院出版会

Contents

全日本病院出版会　〒113-0033 東京都文京区本郷 3-16-4　Tel：03-5689-5989
http://www.zenniti.com　Fax：03-5689-8030

PEPARS No.160：78-83, 2020

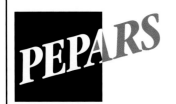

◆特集／眼瞼下垂手術─整容と機能の両面アプローチ─

機能再建を中心とした眼瞼下垂症手術

金沢雄一郎*

Key Words：眼瞼下垂(blepharoptosis)，機能(function)

Abstract 眼瞼下垂症の治療において，眼瞼の開瞼・閉瞼機能の回復・温存が求められる．機能回復を図るにあたり，機能障害を起こす部位と質的評価が前提となる．形成外科領域では眼瞼と前額部が対象となり，本稿では眼瞼は前葉(皮膚，眼輪筋)と後葉(挙筋腱膜，ミュラー筋，結膜)とに分類した．部位ごとに瘢痕や筋緊張・筋弛緩など質的な評価を行い，各々について開瞼力・閉瞼力を弱める要素と強める要素などを明らかにする．障害部位が複数箇所にまたがることを踏まえ，各々への対処を考えることで挙筋前転の量も最小限にすることができる．

具体症例として末梢性顔面神経麻痺後遺症例，および眼瞼へ自家組織移植を受けた眼瞼下垂症症例を提示した．

はじめに

眼瞼の機能には，閉瞼による眼球の保護，開瞼による視覚情報の収集，開閉瞼による脳の覚醒，認知機能のオンオフがある．眼球保護の観点においても，瞬目によって涙液を広げるなど動的な機能もある．

本稿では眼瞼の機能として開瞼，閉瞼機能のみに着目した．つまり，眼瞼の機能障害として，十分な開瞼が得られない，閉瞼できないこととした．

そして，角膜結膜表面の涙液機能，乱視など視機能については眼科学など専門家に譲ることとした[1)2)]．形成外科領域では眼瞼と前額部が対象となるため，眼瞼と前額部に内在する機能障害に焦点を絞った．

機能再建を図るにあたり，部位ごとの器質的変化(病変)と随伴する機能変化の評価が前提となる．さらに，治療を行った結果もたらされる機能的変化(犠牲になる機能)もあるのでそれらを総合的に評価し，治療方針を立てる．

部位と質の診断

本稿では眼瞼は前葉(皮膚，眼輪筋)と後葉(挙筋腱膜，ミュラー筋，結膜)，および両者の中間(隔膜・隔膜前脂肪)とに分類した．

部位診断を列挙するが，分類上，重複や漏れがあることをあらかじめご了承いただきたい(表1)．これらは複数該当することがあるので網羅的に評価することを意識したい．

前葉の機能障害をもたらす因子として，皮膚弛緩，組織不足，眼輪筋の緊張亢進，眼輪筋の弛緩，瞬目のエラー，皮膚皮下組織の炎症・浮腫，瘢痕拘縮(外傷，皮膚移植後)，注入物，重瞼アイテープによる閉瞼瞬目障害などがある．

後葉の機能障害をもたらす因子として，挙筋腱膜の障害(菲薄化，断裂，横走靭帯，瘢痕，異物)，挙筋そのものの障害(動眼神経麻痺，筋力低下)，結膜の炎症，ミュラー筋(ホルネル症候群，異物)，点眼薬による炎症(緑内障点眼)，瘢痕(人工物，移植自家組織)がある．

前葉後葉両者の器質的因子として，両者のグラ

＊ Yuichiro KANAZAWA，〒362-0046 上尾市大字壱丁目 367 番地 アリオ上尾 2F おおたけ眼科上尾医院

表 1. 部位と器質的変化および因子，および代表的な原因．下線は閉瞼機能の障害になるもの

部位		器質的変化と因子	原因
前葉	皮膚	弛緩（余剰）	老化
		不足	外傷，術後，アイテープ
		瘢痕拘縮	術後
		炎症，浮腫	
		Folding 不全（ひとえ）	先天性
	眼輪筋	過緊張	病的共同運動，拘縮，眼瞼痙攣，開瞼失行，精神的負荷
		弛緩	顔面神経麻痺，老化
		瞬目のエラー	老化，精神疾患，眼瞼痙攣
後葉	眼瞼挙筋筋体と挙筋腱膜	筋力低下，筋欠損	動眼神経麻痺，先天性，老化
		伸長，菲薄化，断裂，欠損	老化，退行性，術後，外傷
		横走靭帯の発達	先天性
		瘢痕化	外傷，術後
		Lateral shift	老化
		短縮	バセドウ病，術後
	ミュラー筋	麻痺	ホルネル症候群
		瘢痕化	術後
		異物	術後
	瞼板	変形	外傷，術後
		炎症，腫瘤	麦粒腫，霰粒腫
		異物	術後
		弾性の低下	老化
		萎縮	老化
		脆性	老化，炎症の既往
前葉と後葉の両者		相互関係の異常	眼瞼内反，睫毛内反
		グライディング機構の不足	先天性，術後，外傷，老化
前額部	前頭筋	麻痺，筋力低下	顔面神経麻痺，ボツリヌス毒素療法
		過緊張	眼瞼下垂
	皮膚	弛緩，伸展	老化，眼瞼下垂術後

イディング機構[3]の障害がある．グライディング機構を大きく損なうものの代表例は超幅広ふたえデザインで固着する瘢痕の切開重瞼手術である．

　前額部では，前頭筋麻痺，前頭筋過緊張などが挙げられる．

　術前に，もしくは術中にこれらの要素を診断する．術後に現れる，もしくは明らかになることもある．各々の因子について開閉瞼を増強するもの，開閉瞼の抵抗になるものがあり，かつこれら相反する機能が併存した上で各々の機能の総和として開閉瞼機能が顕在化すると考える．

治　療

1．眼瞼下垂症手術

　これらの部位別機能障害に対する手段として，眼瞼下垂症手術がある．その術式は眼瞼挙筋の連結を復元するものや，抵抗成分の処理，拘縮解除など可動域の回復を図る手技や，異物除去，余剰組織の切除などが併用されるが，患者個人に応じて決定される[4)5)]．

　重要なのは挙筋の前転を強めることのみに依存するのではなく，部位別に問題点を解消することで挙筋の過度な前転が不要になるという点である[6)7)]．

一方，眼瞼下垂症手術によって得られる（回復する）機能がある傍ら，新たに生まれる症状や失われる機能がある．表に示したように，複数の機能障害が，眼瞼の術後状態で存在する．

眼瞼下垂症手術合併症[8]としての閉瞼障害（特に先天性眼瞼下垂），開瞼障害，瘢痕拘縮（前葉と後葉とのグライディング機構の喪失も含む），疼痛，違和感，知覚鈍麻，霰粒腫，視機能の変化，涙液機能の変化，前頭筋機能の消失（眉毛下垂をもたらす），予定外重瞼線による開瞼抵抗．柔らかい重瞼線の谷間の喪失，長期的には再発の可能性，そして整容上の不満に対する心理的な負担である．疼痛や違和感に対する精神的な消耗もある．因果関係は不明だが，不定愁訴（肩こり・頭痛の悪化）も含まれる．

実際の症例においては，部位別の機能障害が複数あり，かつそれらが相互に影響している場合もある．例えば，開瞼機能の障害が前頭筋や眼輪筋の緊張亢進をもたらすなど，相互の影響もあることを考慮する．

各々の部位の機能障害を診断することにより，治療によって回復が見込めるものと見込めないもの，そして新たに生じる機能障害を可能な限り予測することが重要である．そして眼瞼下垂症手術の後の治療にも備えたい．

2．その他の治療，選択肢

A型ボツリヌス毒素療法，眉下・眉上皮膚切除，基礎疾患がある場合は内科的治療，経過観察などがある．本稿では割愛する．

具体症例

1．末梢性顔面神経麻痺後遺症

複数の要素を評価する必要のある例としての代表例が末梢性顔面神経麻痺後遺症による眼輪筋および前頭筋の不全麻痺と眼輪筋拘縮である．

末梢性顔面神経麻痺の後遺症とは，ハント症候群やベル麻痺後の顔面神経の回復過程において生じる過誤支配による拘縮と病的共同運動，および部分麻痺である．罹患側が瞼裂狭小し，視野が狭まる．対側の著しい眉毛挙上が起こり，表情の左右差が目立つ[9]．

本症例は発症時期が不明のハント症候群後遺症，80代男性である．

A．評　価

前頭筋麻痺，眼輪筋の拘縮・病的共同運動，退行性眼瞼下垂を認めた．

障害部位の評価としては，左前頭筋の不全麻痺および左眼輪筋の過緊張（拘縮）による眉毛下垂，眼輪筋の部分麻痺による閉瞼不全，退行性眼瞼下垂症による左挙筋機能障害を認める．眼輪筋においては過緊張と弛緩が併存するのも本疾患の特徴である．内在性因子として生来ひとえまぶたであることによる（前葉と後葉との連結が乏しいことによる）皮膚の下垂，および皮膚弛緩による視野障がある．対側の前頭筋の過剰な緊張も認める（図1）．

B．治　療

治療手段の選択肢として，各々に対して眉毛上皮膚切除，眼瞼下垂，眼輪筋切除，重瞼作成，眼瞼皮膚切除，ボツリヌス毒素療法がある．

本症例の治療戦略として，優先順位を検討した．筋肉の緊張状態を手術的に制御するのは結果が不安定と判断．また眉毛挙上術（眉上皮膚切除）では眼輪筋の拘縮を解除できず，開瞼障害が強く残ると予想された．

そこで，最小限の介入で最大限の結果が期待できる，左の眼瞼下垂症手術（挙筋前転法）を選択した．眼瞼挙筋の前転は最小限とした．皮膚切除は行わなかった．同時に眼輪筋眼窩部外側部の部分切除を行った．注意点は眼輪筋の麻痺は部分的に残存していることである．

結果的に左眼瞼の挙筋による開瞼，および folding 機能（重瞼）が得られ，さらに眉毛位置の上方移動も認められた．付随的に右の眉の過剰な挙上運動も減少し，結果的に左右差が改善した．麻痺や拘縮，共同運動は残存するが，複数の障害から回復した．

治療によって犠牲にした機能は閉瞼機能である．これは眼輪筋の麻痺が残存する以上避けられず，開瞼機能と閉瞼機能との妥協点を見出した結果である（図2）．なお，本症例の眼輪筋の切除効果については不明である．

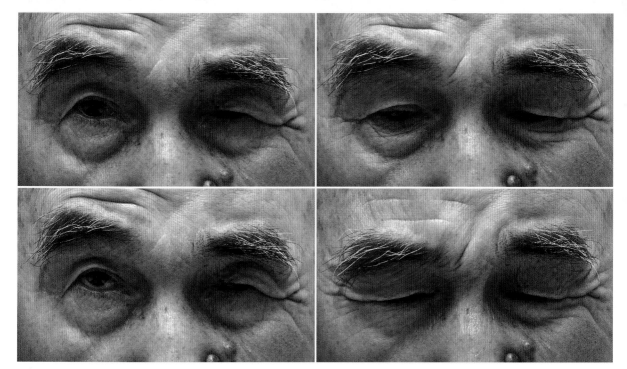

a	b
c	d

図 1.

a：術前正面視時．上下眼瞼の眼輪筋の過緊張を認める．対側の過剰な眉毛挙上を認める．

b：下方視時．下眼瞼が弛緩しない．

c：上方視時．上眼瞼眼輪筋が弛緩しない．前葉がかぶさり，視野を著しく障害している．

d：閉瞼時．眼輪筋の麻痺が少し残っている．

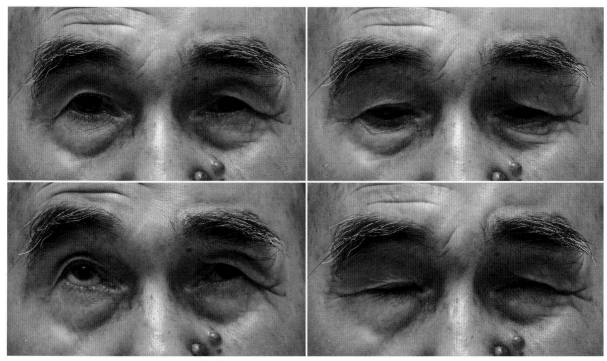

a	b
c	d

図 2.

a：術後正面視時．十分な開瞼幅が得られたと同時に前葉のかぶさりも部分的に解消した．対側の眉位置が下がり，眉位置の左右差が減少した．

b：術後下方視時．上眼瞼の閉瞼遅れ現象(lid lag)は少ない．

c：術後上方視時．上眼瞼の拘縮はある程度残存する．

d：術後閉瞼時．閉瞼不全を認める．眼輪筋の部分麻痺によるものが顕在化した．この閉瞼障害は治療によって犠牲にした機能である．

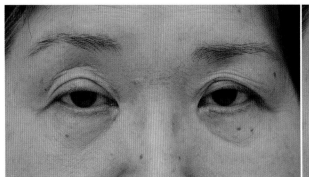
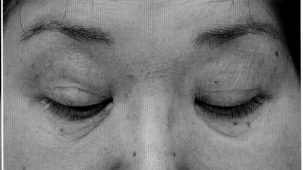
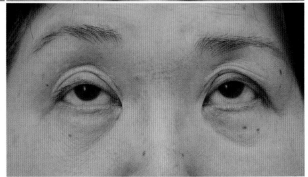

a b
c

図 3.
a：術前正面視時. 右重度の眼瞼下垂を認める. 右
　眉毛挙上が左よりも強い.
b：術前下方視時. 右上眼瞼内側に移植脂肪の輪郭
　が観察される.
c：術前上方視時

2. 脂肪移植の既往のある眼瞼下垂症症例

　症例は 60 代女性. 主訴は眼瞼下垂. 過去に上眼瞼陥凹(sunken eye)に対して上腕部より皮下脂肪の遊離移植を受けていた.

A. 評　価

　術前診断は退行性眼瞼下垂(両側). 右上眼瞼の移植脂肪が抵抗になっていることが疑われた. さらに前葉と後葉とのグライディング機構が不足していると予想された. 右眉毛位置が高いことから右前頭筋の過緊張があると評価した(図3).

B. 治　療

　脂肪移植前の上眼瞼陥凹が眼瞼下垂によるものであったとすれば, 眼瞼下垂を修復すれば陥凹も改善することが期待できた. その場合, 移植脂肪が余剰になる上, その存在が開瞼抵抗として残る可能性もあった. 過去の眼瞼手術の既往から, 眼瞼内部の瘢痕組織の存在による開瞼抵抗もあらかじめ予想した.

　両側の眼瞼下垂症手術(挙筋前転法), および移植脂肪の摘出を選択した. 皮膚切除は行わなかった. 瞼板前組織の瘢痕化を認めた. 瘢痕が眼瞼の弾性を失わせ, 可動域を狭めていたと思われた. 眼瞼挙筋の前転は最小限とした. 術中所見で見ら

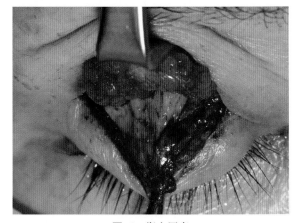

図 4. 術中写真
移植脂肪が挙筋腱膜前に確認された. 隔膜と癒着しており, これを摘出した.

れた移植脂肪は柔軟性がなく, かつ可動性も乏しかった. 後葉の障害(腱膜の緩みと, 移植組織による開瞼抵抗)と前葉と後葉との癒着によるグライディング機構の不足も抵抗になっていると術中に確認された(図4).

　手術の結果, グライディング機構も回復し, 良好な開瞼が得られた. 眉毛位置の下方移動を認めた. 上眼瞼陥凹の悪化は認めなかった. むしろ左の開瞼の改善が乏しく, さらに左のグライディン

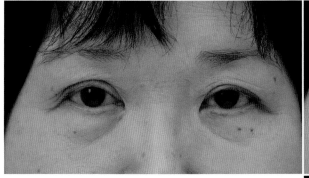
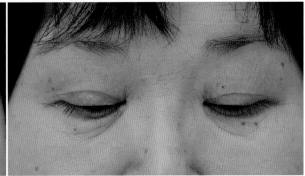
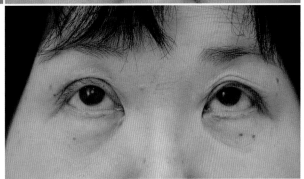

$$\frac{a \mid b}{c}$$

図 5.
a：術後正面視時．右の上眼瞼陥凹は目立たない．
b：術後下方視時
c：術後上方視時．左の方がむしろグライディング
　機構の改善が乏しい．

グ機構の回復が不十分であった（図 5）．

まとめ

　眼瞼下垂症手術は本稿で挙げきれない不確定要素がまだ多く存在し，結果の予測には限界がある．術者はその点を理解し，患者へ理解を促すとともに治療に臨む必要がある．

参考文献

1）鄭　暁東，白石　敦：眼瞼下垂症と視機能・眼瞼圧．形成外科．**62**（3）：237-245，2019．
2）渡辺彰英：眼瞼下垂手術とオキュラーサーフェス．形成外科．**62**（3）：247-255，2019．
3）Chen, W. P.：The concept of a glide zone as it relates to upper lid crease, lid fold, and application in upper blepharoplasty. Plast Reconstr Surg. **119**（1）：379-386, 2007.
4）Kondoh, S., et al.：Pathogenesis and surgical correction of involuntary contraction of the occipitofrontalis muscle that causes forehead wrinkles. Ann Plast Surg. **57**（2）：142-148, 2006.
5）伴　緑也，伴　碧：【眼瞼の美容外科　手術手技アトラス】開瞼抵抗を処理する眼瞼下垂症手術．PEPARS．**87**：73-80，2014．
　Summary　解剖学的な開瞼抵抗を処理しすることが望ましいとした．
6）小泉正樹：【眼瞼形成手術─形成外科医の大技・小技─】眼瞼下垂：どこまでやるか．MB OCULI．**78**：35-42，2019．
　Summary　挙筋の過剰な前転はしないことを強調している．
7）小泉正樹：解剖学的再建を前提とした眼瞼下垂症手術．形成外科．**62**（3）：288-297，2019．
　Summary　挙筋腱膜を過度に前転させず，腱膜をもとの位置に戻すのみという考えが重要とした．
8）島倉康人ほか：眼瞼下垂症手術の合併症とその対策．形成外科．**53**（1）：57-63，2010．
　Summary　眼瞼下垂症手術によってもたらされる晩期合併症は視機能の変化，遷延する浮腫，眉毛下垂が紹介されている．
9）金沢雄一郎：末梢性顔面神経麻痺後の瞼裂縦径狭小に対する眼瞼形成手術─12 症例の検討─．形成外科．**57**（5）：555-560，2014．
　Summary　末梢性顔面神経麻痺後の瞼裂狭小に対しては眼瞼下垂症手術が有効である．

FAX による注文・住所変更届け

改定：2015 年 1 月

毎度ご購読いただきましてありがとうございます.

読者の皆様方に小社の本をより確実にお届けさせていただくために，FAX でのご注文・住所変更届けを受けつけております. この機会に是非ご利用ください.

◇ご利用方法

FAX 専用注文書・住所変更届は，そのまま切り離して FAX 用紙としてご利用ください. また，注文の場合手続き終了後，ご購入商品と郵便振替用紙を同封してお送りいたします. **代金が 5,000 円をこえる場合，代金引換便とさせて頂きます.** その他，申し込み・変更届けの方法は電話，郵便はがきも同様です.

◇代金引換について

本の代金が 5,000 円をこえる場合，代金引換とさせて頂きます. 配達員が商品をお届けした際に，現金またはクレジットカード・デビットカードにて代金を配達員にお支払い下さい(本の代金＋消費税＋送料). (※年間定期購読と同時に 5,000 円をこえるご注文を頂いた場合は代金引換とはなりません. 郵便振替用紙を同封して発送いたします. 代金後払いという形になります. 送料は定期購読を含むご注文の場合は頂きません)

◇年間定期購読のお申し込みについて

年間定期購読は，1 年分を前金で頂いておりますため，代金引換とはなりません. 郵便振替用紙を本と同封または別送いたします. 送料無料，また何月号からでもお申込み頂けます.

毎年末，次年度定期購読のご案内をお送りいたしますので，定期購読更新のお手間が非常に少なく済みます.

◇住所変更届けについて

年間購読をお申し込みされております方は，その期間中お届け先が変更します際，必ずご連絡下さいますようよろしくお願い致します.

◇取消，変更について

取消，変更につきましては，お早めに FAX，お電話でお知らせ下さい.

返品は，原則として受けつけておりませんが，返品の場合の郵送料はお客様負担とさせていただきます. その際は必ず小社へご連絡ください.

◇ご送本について

ご送本につきましては，ご注文がありましてから約 1 週間前後とみていただきたいと思います. お急ぎの方は，ご注文の際にその旨をご記入ください. 至急送らせていただきます. 2〜3 日でお手元に届くように手配いたします.

◇個人情報の利用目的

お客様から収集させていただいた個人情報，ご注文情報は本サービスを提供する目的(本の発送，ご注文内容の確認，問い合わせに対しての回答等)以外には利用することはございません.

その他，ご不明な点は小社までご連絡ください.

株式会社 全日本病院出版会 〒 113-0033 東京都文京区本郷 3-16-4-7F 電話 03(5689)5989 FAX03(5689)8030 郵便振替口座 00160-9-58753

FAX 専用注文書 形成・皮膚 2004　　年　　月　　日

○印	PEPARS	定価(消費税込み)	冊数
	2020 年 1 月〜12 月定期購読(送料弊社負担)	42,020 円	
	PEPARS No. 159 **外科系医師必読！形成外科基本手技 30** 増大号 新刊	5,720 円	
	PEPARS No. 147 **美容医療の安全管理とトラブルシューティング** 増大号	5,720 円	
	バックナンバー(号数と冊数をご記入ください) No.		

○印	Monthly Book Derma.	定価(消費税込み)	冊数
	2020 年 1 月〜12 月定期購読(送料弊社負担)	42,130 円	
	MB Derma. No. 294 **"顔の赤み"鑑別・治療アトラス** 増刊号 新刊	6,380 円	
	MB Derma. No. 288 **実践！皮膚外科小手術・皮弁術アトラス** 増大号	5,280 円	
	バックナンバー(号数と冊数をご記入ください) No.		

○印	瘢痕・ケロイド治療ジャーナル
	バックナンバー(号数と冊数をご記入ください) No.

○印	書籍	定価(消費税込み)	冊数
	美容外科手術—合併症と対策— 新刊	22,000 円	
	足関節ねんざ症候群—足くびのねんざを正しく理解する書— 新刊	6,050 円	
	グラフィック リンパ浮腫診断—医療・看護の現場で役立つケーススタディ—	7,480 円	
	整形外科雑誌 Monthly Book Orthopaedics 創刊 30 周年記念書籍 骨折治療基本手技アトラス	16,500 円	
	足育学　外来でみるフットケア・フットヘルスウェア	7,700 円	
	ケロイド・肥厚性瘢痕 診断・治療指針 2018	4,180 円	
	実践アトラス 美容外科注入治療　改訂第 2 版	9,900 円	
	ここからスタート！眼形成手術の基本手技	8,250 円	
	Non-Surgical 美容医療超実践講座	15,400 円	
	カラーアトラス 爪の診療実践ガイド	7,920 円	
	皮膚科雑誌 Monthly Book Derma. 創刊 20 年記念書籍 そこが知りたい 達人が伝授する日常皮膚診療の極意と裏ワザ	13,200 円	
	創傷治癒コンセンサスドキュメント—手術手技から周術期管理まで—	4,400 円	

○	書 名	定価	冊数	○	書 名	定価	冊数
	スキルアップ！ニキビ治療実践マニュアル	5,720 円			カラーアトラス 乳房外 Paget 病—その素顔—	9,900 円	
	見落とさない！見間違えない！この皮膚病変	6,600 円			超アトラス眼瞼手術	10,780 円	
	図説 実践手の外科治療	8,800 円			イチからはじめる 美容医療機器の理論と実践	6,600 円	
	使える皮弁術　上巻	13,200 円			使える皮弁術　下巻	13,200 円	
	化粧医学—リハビリメイクの心理と実践—	4,950 円			アトラスきずのきれいな治し方 改訂第二版	5,500 円	

お名前	フリガナ 　　　　　　　　　　　　　　　　　　㊞	診療科

ご送付先　〒　　−

□自宅　　□お勤め先

電話番号　　　　　　　　　　　　　　　　　　　　　□自宅
□お勤め先

バックナンバー・書籍合計
5,000 円以上のご注文
は代金引換発送になります

—お問い合わせ先—
㈱全日本病院出版会営業部
電話 03(5689)5989
FAX 03(5689)8030

年　月　日

住 所 変 更 届 け

お 名 前	フリガナ	
お客様番号		毎回お送りしています封筒のお名前の右上に印字されております8ケタの番号をご記入下さい。
新お届け先	〒　　　　　都道 　　　　　　府県	
新電話番号	（　　　　　）	
変更日付	年　月　日より	月号より
旧お届け先	〒	

※ 年間購読を注文されております雑誌・書籍名に✓を付けて下さい。

- ☐ Monthly Book Orthopaedics （月刊誌）
- ☐ Monthly Book Derma. （月刊誌）
- ☐ 整形外科最小侵襲手術ジャーナル （季刊誌）
- ☐ Monthly Book Medical Rehabilitation （月刊誌）
- ☐ Monthly Book ENTONI （月刊誌）
- ☐ PEPARS （月刊誌）
- ☐ Monthly Book OCULISTA （月刊誌）

FAX 03-5689-8030

全日本病院出版会行

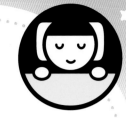

読めばわかる！

臨床不眠治療

―睡眠専門医が伝授する不眠の知識―

著 **中山明峰** 名古屋市立大学睡眠医療センター長

2019 年 6 月発行　B5 判　96 頁　　定価（本体価格 3,000 円＋税）

睡眠専門医の中山明峰先生による、不眠治療のノウハウがこの 1 冊に！

2018年度診療報酬改定に伴って、睡眠薬処方に大きな変化が生まれた今、知っておくべき不眠治療の知識が凝縮されています。
不眠治療に関わるすべての医師に必要な不眠の知識を、中山信一氏のイラストとともにわかりやすく解説！

新刊

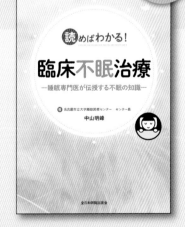

CONTENTS

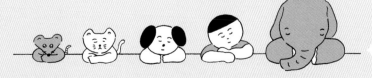

 全日本病院出版会　〒113-0033 東京都文京区本郷 3-16-4　Tel：03-5689-5989
www.zenniti.com　Fax：03-5689-8030

PEPARS

バックナンバー一覧

各号定価 3,000 円＋税．ただし，増大号：No. 14, 51,
75, 87, 99, 100, 111 は定価 5,000 円＋税，No. 123, 135,
147, 159 は 5,200 円＋税．
在庫僅少品もございます．品切の際はご容赦ください．
　　　　　　　　　　　　　　　（2020 年 3 月現在）
本頁に掲載されていないバックナンバーにつきまし
ては，弊社ホームページ（http://www.zenniti.com）
をご覧下さい．

click

| 全日本病院出版会 | 検索 |

全日本病院出版会 公式 twitter !!

弊社の書籍・雑誌の新刊情報，または好評書のご案内
を中心に，タイムリーな情報を発信いたします．
全日本病院出版会公式アカウント @zenniti_info を
是非ご覧下さい !!

2020 年　年間購読　受付中！
年間購読料　42,020 円（消費税込）（送料弊社負担）
（通常号 11 冊，増大号 1 冊：合計 12 冊）

次号予告

再建手術の合併症からのリカバリー

No. 161（2020年5月号）

編集／日本医科大学准教授　　　　梅澤　裕己

PEPARS　No. 160

2020年4月15日発行（毎月1回15日発行）
定価は表紙に表示してあります.
Printed in Japan

発行者　末　定　広　光
発行所　　株式会社　**全日本病院出版会**
〒113-0033　東京都文京区本郷3丁目16番4号
電話（03）5689-5989　Fax（03）5689-8030
郵便振替口座 00160-9-58753

印刷・製本　三報社印刷株式会社　　電話（03）3637-0005
広告取扱店　㈱日本医学広告社　　電話（03）5226-2791

© ZEN・NIHONBYOIN・SHUPPANKAI, 2020